传统医学宝库丛书

全息诊治——耳针疗法临证应用

孟竞璧　总主编

朱元根　张和平　朱　清　编　著

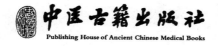

中医古籍出版社

Publishing House of Ancient Chinese Medical Books

图书在版编目（CIP）数据

全息诊治：耳针疗法临证应用/朱元根，张和平，朱清编著．—北京：中医古籍出版社，2021.9

（传统医学宝库丛书/孟竞璧主编）

ISBN 978 – 7 – 5152 – 1959 – 2

Ⅰ. ①全… Ⅱ. ①朱… ②张… ③朱… Ⅲ. ①耳针疗法 Ⅳ. ①R245.32

中国版本图书馆 CIP 数据核字（2020）第 117652 号

传统医学宝库丛书

全息诊治——耳针疗法临证应用

总主编　孟竞璧
编著　朱元根　张和平　朱　清

责任编辑　郑　蓉
文字编辑　张　楚
封面设计　韩博玥
出版发行　中医古籍出版社
社　　址　北京市东城区东直门内南小街 16 号（100700）
电　　话　010 – 64089446（总编室）　010 – 64002949（发行部）
网　　址　www.zhongyiguji.com.cn
印　　刷　北京市泰锐印刷有限责任公司
开　　本　710mm×1000mm　1/16
印　　张　18.25
字　　数　219 千字
版　　次　2021 年 9 月第 1 版　2021 年 9 月第 1 次印刷
书　　号　ISBN 978 – 7 – 5152 – 1959 – 2
定　　价　78.00 元

《传统医学宝库丛书》编委会

总 主 编 孟竞璧

副总主编 喻晓春　朱元根

编　　委　（按姓氏笔画排序）

于　栋　　王莹莹　　刘乃刚　　李彩芬

张和平　　尚晓玲　　赵　宏　　钟梅泉

高俊虹　　霍　金

序

中医学素有"良丁（高明的医生）不废外治"的说法。

作为中医外治法之一，砭石疗法为中华民族的繁衍昌盛做出了巨大贡献。湖南长沙马王堆汉墓出土的帛书《脉法》有"以砭启脉者，必如式，痈肿有脓，则称其小大而为之砭"的记载，就是用砭刀刺破血脉来治疗痈肿。

汉成帝河平三年（公元前 26 年），刘向组织针灸学家在继承《素问》五脏理论的基础上，创立了十二经脉气血运行的理论体系，指导中医针灸医疗实践几千年而不衰。《灵枢·九针十二原》记载："余子万民，养百姓，而收其租税。余哀其不给，而属有疾病。余欲勿使被毒药，无用砭石，欲以微针通其经脉，调其血气，营其逆顺出入之会。令可传于后世，必明为之法，令终而不灭，久而不绝，易用难忘。"东汉服虔明确指出："季世复无佳石，故以铁代之。"说明砭石疗法或已失传，从而导致针灸疗法大发展。明代《金针赋》总结了针刺的十四种手法，流传至今，久盛不衰，并已走向世界。

西周《礼记》已有疡医用手法和工具治疗伤痛和骨折的相关记载，但医家治疗骨伤病却未在《黄帝内经》记载。东汉医家华佗发明了麻沸散，施骨外科手术的故事流传于世。中华人民共和国成立后，骨伤名医尚天裕著《中西医结合治疗骨折》，记述了中医治疗骨伤科疾病相关内容。

唐代有用苎麻蘸水施刮法治疗"沙证"的记载。到元代，危亦林专著《世医得效方》记有治疗"沙证"之法：用苎麻蘸水于颈项、两肘臂、两腕膝等处施以刮法，待见到血凝，皮肤现粟粒状红点之后，覆盖衣被，吃少量粥汤，汗出而愈。之后朱震亨撰有《丹溪心法》，将"沙证"改称"痧证"并流传于世。

拔罐疗法很多老人都会用，以竹、瓷、玻璃为罐，将硬纸点燃放入罐中排气，然后将罐立即叩到酸麻胀痛部位，使皮肤表面红肿发紫，但不出血，或针刺穴位后将罐叩上，以排毒血，达到通经活络、消肿止痛的目的。但留罐时间不宜过长，必须注意观察，以防出现水泡，造成感染。

20世纪40年代，武汉名医孙惠卿以《灵枢·官针》中"扬刺者，内正一，旁内四，而浮之，以治寒气之博大者也"为依据，创立了七星针。用不锈钢针组成"内三，两旁二"的一束，再将竹筷子打洞，将针柄固定其中，使针尖齐平，如七星并列，故名，之后又改称梅花针，因其疗效奇佳，在两湖地区名声远扬。

耳针疗法在我国古代已有应用，明代出现了世界上第一张耳部穴位图。法国学者学习了我国经验，绘制成近代的耳穴图。之后，我国学者又汇总了我国古代和国外的经验，将耳针研究和应用大大向前推进。耳针疗法具有简、便、廉、效又无不良反应的特点，近年来国外掀起了耳针研究的热潮，国际交流广泛开展。我国也制定了耳穴名称与定位的国家标准，并成为制定国际标准的基础，使耳针疗法得到进一步推广和普及。

现代微创手术的发展启发了朱汉章医师，他努力钻研，将不锈钢三棱针加以改造，制成小针刀，开展小针刀微创手术，在慢性经筋粘连性疾病的治疗上取得较理想的疗效。小针刀是中西医结合的产物，它的发明促进了传统针具的新发展，为中医学宝库中的外治法创新做出了贡献。

1987 年，在中国首届艺术节上，大禹时期的文物泗滨浮石以其美妙的声音震惊世界，同时引起中医界兴奋，它被认为极有可能是失传两千年的制作砭具的佳石。经检测，泗滨浮石制成砭具在指背每擦一次可发射超声波脉冲达 3698 次，其频率范围为 2 万 ~ 200 万 Hz。采用先进远红外线探测仪探测，泗滨浮石制成的砭具在最大量程 14.5μm 处其辐射能量密度仍保持高值，将砭块置于距体表 1cm 处，可使体表温度增高 2℃以上，提示砭石具有极远红外线辐射，可加快血流速度，改善微循环。据此，笔者请时任中国针灸学会常务副会长的李维衡教授和有关专家验证后，特请领导批准成立中国针灸学会砭石分会。

《传统医学宝库丛书》编写的宗旨是继承发扬传统医学，为大众健康服务，我们力求做到图文并茂，突出实用性，以利于广大喜爱中医外治法的读者学习和施治参考。书中如有疏漏或不当之处，敬请同道给予指正。

孟竞璧

2019 年 12 月

　　针灸学是中医学的重要组成部分，而耳针医学又是针灸学不可或缺的一个分支。在传统医学的众多非药物疗法中，耳针疗法可能是使用范围和影响力仅次于针灸疗法（体针）的一种医疗、保健手段。在当今遍及世界的"针灸热"中，耳针和体针同样受到普遍欢迎。

　　耳针与体针有着几乎相同悠久的历史，但在古代，耳针的使用不及体针广泛，理论体系不完善，因此有人误会耳针是由法国人 P. Nogier 在 20 世纪 50 年代发明的。本书扼要地叙述了耳针疗法的发展历史，指出任何学科的发展历程，总是与世界各学科的发展相互影响和促进。早在我国秦汉时期就有关于身体各部与耳相联系的"耳脉"的记载，在《黄帝内经》及以后的医学著作中更是多次记述了耳与经络、脏腑的关系，耳穴的名称至少有二三十个。世界第一张耳穴图出现于明代万历年间，距今四百余年，民间的耳针疗法更是丰富多彩。20 世纪 50 年代后由于党对中医的提倡和国外研究的影响，耳针经历了一个飞跃发展阶段。从 20 世纪 50 年代末到 90 年代初，国内发表耳针论文数千篇，著作 20 余部，临床和基础研究都达到一定的广度和深度，耳针已从一种疗法发展成一门独立的学科，且形成了针灸学范围中与体针并列的耳针学。但同时这也是一个无序发展阶段，此时没有统一的耳穴图，耳针工作者根据自己的经验在耳郭上任意添加和命名耳穴，常有一穴多名或一区多穴的现象，以致耳穴图上最多达到二百多个穴位。直到 1992 年国家发布了《耳穴名称与部位》的标准（2008 年修改为《耳穴名称与定位》），这种混乱无序的局面才逐渐改变。但从各种学术期刊和杂志发表的文章来看，有意或无意不遵守国家标准的现象仍时有发生。这一方面是由于对国家标准不够了解和熟悉，另一方面则是由于耳针的核心问题——耳穴特异性问题还未完全解决。所以国家标准的权威性受到挑战，这也是可以理解的。其实国家标准的制订只不过是提供一种可以相互交流的语言，并不是限制新耳穴的发现或是否定原有耳穴。近几年，中国针灸学会耳穴诊治专业委员会及各地方分会为了耳穴国家标准的宣传和贯彻已经开展了大量的活动。希望本书的出版也能为耳针国家标准的宣传和普及做一点小小的贡献。

本书内容以普及临床应用为主，对理论研究不做过多介绍。这是为了遵从本丛书的编撰宗旨，普及这门古老而又年轻的学科的应用，继承和发扬中医学的精华，叙述时尽量做到言简意赅而又深入浅出。本书介绍了约 100 个可以用耳针治疗的病种，这仅是耳针治疗过的约 200 个病种的一部分，其中包括耳针治疗的优势病种、次优势病种和一般病种。每个病症均简述其特点、介绍其治疗方法和我们运用耳针的初步体会，同时引述了自己和他人的经验，概括了国内耳针临床精髓和本研究组多年的临床经验。为了便于读者了解和掌握，书中配有相应的插图，特别是对每个病症所取耳穴皆配以按照国家标准制作的立体耳郭图，使读者能更方便地找到该穴的位置，这也是本书的特点之一。

本书的撰写参考和引用了多本耳针专著，如管遵信等著《中国耳针学》，陈巩荪、许瑞征等著《耳针研究》等，对本书观点的形成、方法的完善都起了不小的作用，具体引用处不一一注明。

本书的编写得到了丛书总主编孟竞璧教授的关怀和指导，唐山钢铁公司宣传部的梁庆生编辑协助本书作者制作了精美的插图，特致以衷心的感谢。

由于作者水平所限，疏漏之处难免。恳请读者批评指正，以便再版时修订提高。

朱元根

2019 年 10 月

作者简介

→→→→→→→→→→→

朱元根，中国中医科学院针灸研究所研究员。1959年毕业于上海第一医学院（现复旦大学上海医学院）医疗系，1962年在卫生部举办的西医学习中医班学习结业，是长期研究针灸的中西医结合专家。

朱元根在针灸研究所工作期间，担任生理研究室主任、多个课题研究组组长。所从事的针灸科研项目有：针灸对消化系统功能影响的研究，针刺麻醉的临床和机理研究，经络现象和实质的研究，耳针原理的研究等。发表论文一百余篇，获得过多项研究成果奖，主要有：1978年全国科学大会奖、部级成果奖3项、省市级成果奖3项、院级成果奖2项。

朱元根在耳针研究方面经历时间最长，成绩较为突出。他不但在耳针机理和临床研究中取得创新性成果，多次获得过部级和省市级科研成果奖，而且还开发出有实用价值的新型耳穴探测仪，获得国家专利。

张和平，唐山钢铁公司医院康复科主任、主任医师。曾任中国人民解放军某部军医。多次在医疗卫生工作中立功，曾获"爱民模范"称号。擅长用中西医结合方法治疗疾病，特别在针灸、推拿方面有丰富的临床经验。科研课题曾获得过部级、省市级等多项成果奖。发表过学术论文100余篇，参编专著1部，获国家发明专利5项。

朱清，女，现为北京东城区社保中心东河沿医疗站站长。曾先后在北京市第六医院、北京市和平里医院、北京市东城区社保中心任住院医师、主治医师。

第三篇　耳郭诊断

第四篇　耳针治疗

第一篇

概 论

第一章　耳针疗法和耳针学发展简史

第一节　耳针疗法的起源、发展和现状

耳针疗法是通过耳郭诊治疾病的一种方法，这一疗法的特点是借助耳郭上与身体其他部位相关联的特定部位（即耳穴）诊疗疾病，对这些部位上的变化进行观察有助于疾病的辅助诊断，对这些部位进行一定程度的刺激则可治疗疾病。由于最早的刺激方式是针刺，又与体穴的针灸相似，故称为耳针，在广大的临床工作者和科研人员长期工作和交流中，一般都统称为"耳针疗法"。现在的耳针疗法在很多情况下已不用针刺，因此也有人称其为"耳穴疗法"，但是简称为"耳疗"却不妥，因为"耳疗"一词容易被误会成不需要耳穴，只是刺激耳郭或其神经的疗法。"耳针疗法"简称为"耳针"已是约定俗成的叫法，犹如"针灸疗法"简称为"针灸"，而不叫"针疗"。

耳针疗法起源于中国古代，这是有大量文献依据的。在马王堆出土的汉代帛书中就记载了耳郭与身体其他部位相联系的"耳脉"，据推测，帛书成书时间早于《黄帝内经》，约在公元前255年以前。《黄帝内经》中更详细记载了耳与经络、经别、经筋等的关系，如《灵枢·邪气藏府病形》记述："十二经脉三百六十五络，其血气皆上于

面而走空窍，其精阳气上走于目而为睛，其别气走于耳而为听。"《灵枢·口问》记述："耳者宗脉之所聚也。"《素问·厥论》王冰注："手足少阴、太阴、足阳明之络，此五络皆会于耳中。"耳与脏腑也有关联，如《素问·金匮真言论》记载："南方赤色，入通于心，开窍于耳，藏精于心。"唐代孙思邈的《备急千金要方》指出："……舌者心之官……心在窍为耳。"后世医书《证治准绳》解释："心在窍为舌，以舌非孔窍，故窍寄于耳，则肾为耳窍之主，心为耳窍之客。"表明古代医家注意到心肾两脏与耳的联系尤为重要。明代的《小儿按摩术》和清代的《厘正按摩要术》根据古代经验将耳背分为心、肝、脾、肺、肾五部，并画出了耳背穴位图（图1-1）。虽然耳背的五部仅仅是大的穴区，而不是穴位，但能反映五脏疾病，对疾病诊断有一定参考价值，因此被认为是世界上最早的耳穴图，早于法国 P. Nogier 的耳穴图四百余年。人体患有疾病可在体表包括耳郭上出现反应，因此古人通过观察耳郭的位置、大小、形态、颜色、温度来判断内脏的情况，产生了许多借耳诊病的方法，明代的《小儿按摩术》、清代的《厘正按摩要术》和《望诊遵经》中都有详细的记载。同时，借耳防治疾病的方法也相应产生，古人刺激耳郭治病的方法除针刺外，还有按摩、温灸、放血、塞药等（图1-2）。借耳诊治疾病离不开耳郭上的穴位，有人认为中国古代只有一个耳尖穴，还有人认为耳穴是法国的 P. Nogier 在 1956 年发现的，其实中国古代早就有许多耳穴的记载。《黄帝内经》中已有听宫、耳中等耳穴名称，《针灸甲乙经》《千金翼方》《类经图翼》等医学著作中也记载了一些耳郭上的穴位，如耳中、阳维、珠顶、耳垂、耳郭后、郁中、三扁桃效等，以上资料均证明了耳针疗法起源于中国古代。古希腊、古埃及等国也有借耳诊治疾病的记录，如希波克拉底就曾用割断耳后血管的方法治疗阳痿和男性不育症，古埃及也有人用针刺耳部的方法使妇女节育，但这些都是零星记载，对后世影响很小，远不如中医对耳针的记载丰富、系统、理论性强。耳针起源于中国还表现在自古以来民间流传的耳针治病的经验，如"针刺耳轮治疟腮，手捏耳垂治惊风，针刺耳郭背面治疗烂喉丹痧，吹气耳内止鼻衄"等。耳针民间疗法甚至还传到国外，P. Nogier 应用耳针治病最早就是间接从一位旅居法国的中国医生那里学来的。

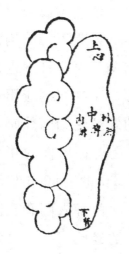

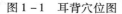

图 1-1　耳背穴位图

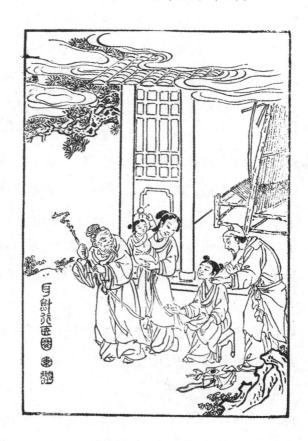

图 1-2　耳针行医图

　　耳针疗法的广泛应用和迅速发展是在当代。20世纪50年代由于党和国家正确的中医政策，传统医学得到继承和发扬。1956年山东省莱西县卫生院马声远等发表了关于耳针治疗急性扁桃体炎的文章后，各地临床工作者不断从古籍和民间发掘出耳针疗法，由于其简、便、验、廉、适应证广等特点，得以迅速在全国推广；到60年代末已发表相关论文1000篇以上，出版多部耳针专著；随着时间的推移，应用范围不断扩大，80年代初期耳针的治疗范围已扩展到内、外、妇、儿、皮肤、五官、传染等各科150余个病种；全国各地还先后成立了耳针研究小组和协作组，组织了学术交流活动。这期间，法国P. Nogier博士的耳针论文和耳穴图传入中国，也对中国的耳针疗法的发展起到了推动作用。P. Nogier博士经过多年的研究，于1956年发表了如"倒置胎儿"的耳穴分布图（图1-3）。国内耳针工作者对法国耳针图进行了验证、补充，加上自己的经验和古代的记载，形成了在我国应用较为广泛的当代耳穴图（图1-4）。我国当代耳针的发展受到国外研究的影响和启示，这说明任何一个学科的发展，总是有世界性的相互影响和促进，但并不能认为耳针的源流是在国外。20世纪50年代到90年代初期，我国所使用的耳穴图综合了P. Nogier的耳穴图和我国各地的经验，可是由于各地应用时较偏重于自己的经验，有些耳穴并未得到公认，所用图形并不一致。为了便于交流，亟须一种规范化的标准的耳穴图，同时也对耳针作用原理的研究有迫切的需求。这一时期，耳针疗法除在临床上推广应用外，科学研究也广为开展。临床实验和动物实验不仅将某些疾病的耳针诊断和治疗结果以客观指标显现，而且初步揭示出其作用原理，证明了耳针的科学性。我国耳针的迅速发展也影响了国外，许多国家的医务工作者来我国访问后将耳针疗法带回国内，目前已有几十个国家开展了耳针疗法的应用。法国的 P. Nogier 博士对原有的耳穴图进行了补充，还有人画出了新的耳穴图，但大多数国家还是采用我国常用的耳穴图。耳针疗法的迅猛开展和深入研究要求相关人员能够有序地协作和交流，因此 1982 年成立了中国针灸学会全国耳针协作组，1990 年又升为中国针灸学会耳穴诊治专业委员会，由王岱、周立群等专家带头，组织过多次学术交流活动。1992 年，经过耳穴专家的研究和审定，国家技术监督局发布了《耳穴名称与部位》的国家标准，2008 年又修改为《耳穴名称与定位》，共有耳穴 93 个，由国家质量监督检验检疫总局和国家标准化管理委员会发布，同时发布的还有 4 种耳针操作方法（即耳穴毫针法、耳穴压丸法、耳穴埋针法和耳穴刺血法）的国家标准。从此，耳穴疗法有了标准的操作方法，相关的研究与交流也有了共同的语言，耳针疗法进入稳步发展阶段。

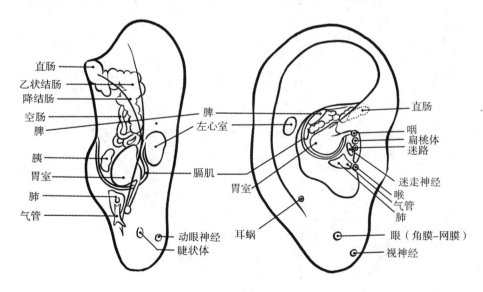

图 1 – 3　耳穴分布图

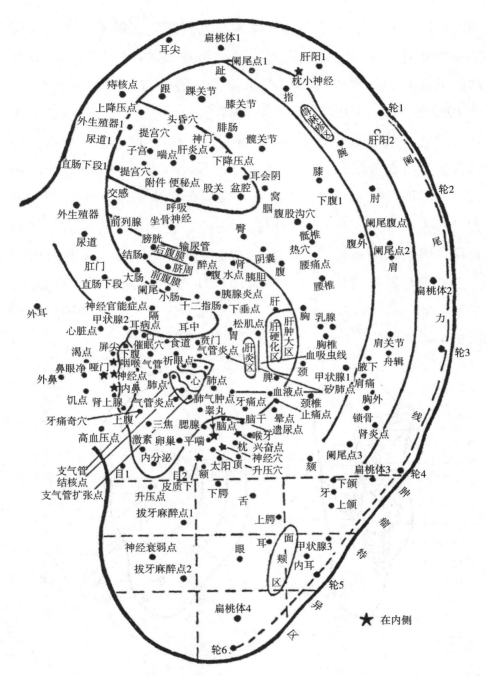

图 1-4 非标准化的耳穴正面穴位分布示意图

注：引自管遵信《中国耳针学》，上海科技出版社，1995。

耳针疗法在临床上应用广泛，疗效显著，发展迅速，可用耳针疗法独立或辅助治疗的病症或症状已有230余种。在耳针治疗的病症中，报道最多的是失眠，其余有单纯性肥胖、痛证、更年期综合征、假性近视等。耳针还参与了一些疑难病症的治疗并取得较好的疗效，如阻塞性睡眠呼气暂停低通气综合征、久咳、术后胃肠动力恢复等。在治疗方法上，有不少新型耳穴治疗用具涌现，还有不同类型的耳穴检测仪面世。在学习了耳穴国家标准并总结自己的临床经验后，又出现了一些新的耳穴著作，如朱丹的《实用耳穴诊治法》。在耳穴基础研究方面主要集中在耳穴与内脏相关性的研究和耳针治疗常见病的作用机制，在耳针的中枢神经作用机制上也有一定进展。国外的耳穴研究也取得了令人瞩目的成果，有人通过脑功能核磁共振对耳穴的分布与大脑区域的相关性进行研究，还有人利用表面肌电图学来检测耳穴与横纹肌的肌电活动的对应性。在耳针疗法新器具方面，目前出现了一种便于携带的、能连续刺激耳穴长达数天之久的耳穴电刺激装置 P – Stim，对疼痛疾病有较好疗效，且简便安全，可在临床推广应用。近年来，还举行过多次耳穴国际会议和学术交流活动，在耳穴国际标准的制定方面取得了一定进展。

第二节　耳针学的诞生与成熟

耳针疗法起初只是人们偶然发现的一种诊治疾病的方法，随着经验逐渐积累，这种方法日益完善，人们开始尝试用理论来解释和指导实践。在中国古代，由于针灸疗法的影响，耳针疗法很自然地也会用中医理论特别是经络理论和脏腑理论来指导，这种理论指导确实也很有效，于是耳针疗法就成了针灸学的一个分支。后来，随着耳针疗法在国内外迅猛发展，它已经不再只是一些零乱的实践经验的积累，而是有实践有理论，方方面面的问题都能被完整地总结和表达出来，它具备了成为一门学科的特征，唯一不完善的是其理论体系还不统一，也就是还没有一个公认的理论体系能够解释和指导它的临床实践。但是耳针研究者们已经朝这个方向做了不少工作，他们研究了耳郭的解剖学，特别是耳郭的神经和血管的分布规律，研究了耳郭的组织学和胚胎发生学，研究了耳郭与内脏器官联系的神经和神经–体液途径问题，他们抓住耳穴特异性（包括耳穴与相应器官的特异联系）这一核心问题提出了种种学说，做了大量研究。耳穴疗法的理论体系中已经不再只有以经络和脏腑学说为主的中医理论，还包括了多种学说，其中最有名的是"胚胎倒影"式分布学说、"三个位相"学说、"生物全息"学说，以及耳穴和相应器官间的神经或神经–体液的特异联系途径等。尽管多数学说（或假说）仅是根据临床观察而总结产生的，缺少严格的临床和实验室的实验依据，而医学的进步总是以实验依据为主导，有人认为耳针还是一门不成熟的学科，但它已经具备了独立学科的特征，我们认为，耳针学已经在耳针疗法的迅猛发展中诞生。

耳针学诞生的标志性事件并不是某种学说的提出，而是一些有影响力的耳针专著的出版和针对耳穴的核心问题所做的关键性实验。1976 年管遵信编写了《耳针学讲义》，对耳针疗法的实践和理论做了最完整的归纳，并首次提出了"耳针学"的概念。在此基础上，由王忠、管遵信编著的《耳针》一书，进一步丰富了文献和实践资料。1982 年由陈巩荪、许瑞征等编著的《耳针研究》是又一本重要的内容丰富的耳针专著。这本书参考了古今中外多篇相关文献，加上了自己的临床经验，除了进行出色的归纳外，还做了深入的分析和研究，使人们对耳针疗法中的诸多问题一目了然，领会深刻，对耳针界影响较大，后来的许多耳针著作常以此书作为参考。由管遵信等1988年创办的耳针函授学校，还有朱丹坚持每年创办耳穴继续教育班和师带徒工作，是推动耳针发展和耳针学成熟的又一创举。一门学科的建立，除了在实践和理论研究上有出色的成果外，还应能进行系统的教学，而不是零散的传授，这也是耳针学能成为独立学科的标志。1993年颁布实施的国家标准《耳穴名称与部位》（2008年修改为《耳穴名称与定位》）是耳针学走向成熟的又一重要标志。本标准是由国家有关领导和王岱、陈巩荪、许瑞征、古励、周立群等耳针专家共同研究和审定的，后又经年轻一代的耳针专家作了修订，所以具有权威性和科学性。1995年，管遵信主编的《中国耳针学》一书问世，对耳针做了最全面和科学的总结，至此，耳针已发展成为一门独立的学科。

21世纪初，北京中医药大学赵百孝等将耳针学作为独立学科引入高等医药院校的课堂，培养出研究生，实现了教学、科研、临床三结合，确立了耳针学的地位。以现代科学为依据所做的实验研究推动耳针学进一步成熟，研究者们用先进的方法从多方面进行了较为深刻的实验研究。无论是观察内脏病变在耳郭上的反应，还是观察刺激耳穴后产生的内脏变化，或是研究产生这些变化的机理，通过动物实验或临床实验都得到了较为明确的结论，证明了耳针疗法的科学性。值得一提的实验研究有许多，比如管遵信等发明了耳穴染色法，对动物造成疾病模型后，可在相应耳区染出肉眼可见的紫色，这些染色区的皮肤电阻较其周围区域低，进一步研究又发现染色区（即患病脏腑的相应耳区）发生了组织学变化、组织化学变化和化学元素变化，耳穴染色法用于临床诊断和治疗都取得了好的效果；南京大学的朱兵多年来致力于耳穴电特性测量及其应用方法的研究，他发现了耳穴动态响应特征，发明了动态测量方法，可显示表征病理变化的动态波形，后又提出了耳穴电特性（电位、电阻和电容）三参数模型及动、静态相结合的测量原理，设计出单片测量系统，在研究了耳穴多元信息智能识别后，建立了耳穴多元信息智能识别微机系统，临床试验表明，该系统对胃癌、食管癌及肝癌等疾病的鉴别符合率达80%；李肇特、周绍慈、殷慧镇等分别在测定耳郭低电阻点并探讨其原理方面做了一系列研究，确定了迷走神经、交感神经在低电阻点形成中的作用；朱元根也用很多实验证明了交感神经和肾上腺对内脏－耳穴反应的产生必不可少；朱元根在测量耳穴电阻时，通过"全息"探测法（不是一个耳区仅探测一点，而是在全耳郭或某一区密集地多点测量，并通过电脑处理而得到全部电阻信息，称为耳郭电阻"地形图"）观察到内脏病变相应耳区的电阻变化，确定这种内脏－耳穴反应是有特异性的，但同时也存在着非特异性反应，在病程的一定阶段非特异性反应常会掩盖特异性反应导致测定结果不准确，给临床诊断带来困难，掌握这一规律后，通过在疾病的不同时期进行测量，并运用正确的统计方法，可在疾病的相应耳区观察到动态的特异反应。另外，一些耳针研究者如陈少宗对耳针的核心问题作出深层次的诠释和分析并指出研究方向，对耳针学的发展也起到一定推动作用。

第二章　耳针作用原理的中医理论记载

第一节　经络理论与耳针作用原理

中医学认为人体是一个统一的整体，依靠经络将人体各部分以及人体与外界环境加以联系、协调，以达到平衡、统一。经络理论认为，人体有十四条主要的经脉，加上许多称为络脉的分支，组成经络系统，气血在经络系统内循环、传输，营养全身，并抗御外邪。这十四条经脉，有的直接与耳联系，有的从耳旁经过，有的通过络脉与耳联系，《灵枢·口问》说："耳者，宗脉之所聚也。"也就是说，全身大的经脉都要会聚于耳，当在耳穴进行刺激时，必然会影响全身经脉，并起到治疗相应部位疾病的作用。

现代人对耳与经络的关系有过不少研究。有人发现在针刺耳穴时患者出现放射性感觉或循经感传现象，且多与相应的经脉有关。有人做同位素示踪观察，发现在耳穴"胃区"注射同位素^{32}P后，体表胃经的放射性脉冲计数较邻近的对照穴位要高，说明耳穴与经络是有内在联系的。

第二节　脏腑理论与耳针作用原理

　　中医经典著作中记载有耳与内脏器官的联系，如《素问·金匮真言论》中"南方赤色，入通于心，开窍于耳"，《素问·阴阳应象大论》记述的"肾主耳""在窍为耳"。现代通过实验研究也发现耳与内脏有密切的关系，内脏的异常能在耳郭上反映出来。例如，对动物造成实验性内脏疾病后，在相应的耳郭部位会出现低电阻点的增多的表现，在低电阻点增多的部位，皮肤能进行染色，并产生组织学变化和组织化学变化，因此可用耳穴染色代替电探测，来发现与病变脏腑相应的耳穴。对相应的耳穴进行治疗后，病变内脏能产生好的改变。

　　中医的脏腑理论认为人体的内脏有脏和腑的区分，相应的脏和腑互为表里，各个脏和各个腑都有五行的相生相克关系。耳穴除了与相应的内脏密切关联，也通过脏腑间的关联与其他内脏相联系。例如，心脏出现疾患时，耳郭除"心"穴出现阳性反应外，由于"心与小肠相表里"，在"小肠"穴区也会出现反应。同样，当肺有疾病时，耳郭的"肺"和"大肠"区都会有阳性反应，一些皮肤病也可能在"肺区"有反应，这是由于"肺主皮毛"之故。

第三章　耳针作用原理的现代医学研究

　　耳郭与内脏以及耳郭以外的其他躯体部位有着密切的联系，这已经被古代医学理论、现代临床实践和实验研究所证实。但是这种联系是如何实现的？它们之间的联系途径是什么？研究者从神经和体液两方面做过不少工作。

第一节　根据神经观点所做的实验研究

　　耳郭上分布有各种神经，因此，无论是内脏病变在耳郭上出现反应，或是刺激耳穴治疗内脏疾病，都离不开神经的联系。

　　北京医学院李肇特等曾做实验，给家兔造成实验性内脏疾病（腹膜炎、胃溃疡、心肌梗死）后，发现耳郭上出现大量低电阻点。为了分析低电阻点的产生是通过哪条神经传到耳郭，再多次实验，将通向耳郭的各种神经分别切断再造成实验性内脏疾患。结果发现，完全切除通向耳郭的各条交感神经通路后，耳郭低电阻点的数量显著减少，切除其他任何一种神经而保留交感神经时，耳郭低电阻点未见减少。这说明耳郭交感神经是内脏与耳郭联系的主要途径。

　　朱元根等进一步实验，将能特异性损毁交感神经末梢的 6 - 羟基多巴（6－OHDA）注射于家兔耳郭相应区的皮下。造成实验性内脏疾病后，经过一定时间，在耳郭注射 6－OHDA 的部位不出现低电阻点，而在其他部位却出现大量低电阻点，这说明低电阻点的产生确实需要交感神经的存在。通过组织学检查能进一步发现，被 6－OHDA 损毁的交感神经部位能逐渐生出新的交感纤维，通过对损毁交感神经后不同时期的家兔分别进行内脏疾病的造模，可看到随着新生的交感纤维的增多，注射 6－OHDA 部位的低电阻点也逐渐增多，这说明不仅低电阻点的产生要依靠交感神经的存在，低电阻点数量的多少也决定于交感纤维的多少。

关于从内脏到耳郭的传入途径也有相应的实验研究。殷慧镇等报道，当用电刺激家兔的胃迷走神经腹部分支后，随着刺激时间延长，耳郭低电阻点逐渐增多，但刺激胃动脉丛交感神经时，耳郭低电阻点未有明显变化。这说明，低电阻点的产生主要是由于内脏迷走神经的传入冲动。

中枢神经在内脏与耳穴的联系中也起着重要作用。中国科学院生理研究所曾报道，对猴子下肢造成伤害性刺激后，可在猴耳三角窝和对耳屏下面的沟中产生大量压痛点，切除两侧大脑皮层后发现压痛点依然存在，但压痛程度减轻，说明大脑皮层对压痛点的产生虽无必要性，但仍有一定作用。当注射普鲁卡因至脑室可迅速消除压痛点，注射马钱子素于脑室可增强压痛点，提示耳郭压痛反应敏感中枢在脑干中央靠近脑室处。

从耳穴到内脏的神经联系，即耳穴治疗疾病的神经机制也有不少实验研究。中国科学院动物研究所曾做实验，针刺兔耳的"肾上腺"穴，能使实验性高血压降低。但当以普鲁卡因封闭或切断耳根部耳穴和迷走神经后再针刺"肾上腺"穴，就不再出现这种调压作用。同样，注射阿托品也可使降压作用消失，这说明针刺耳穴是通过耳部的传入神经上传刺激后经一系列反应而产生治疗作用。关于耳针作用的神经中枢，一般认为耳穴的传入冲动与内脏的病理传入冲动在同一中枢部位相互会聚、整合，耳穴的传入冲动抑制了内脏的病理冲动，而产生治疗作用。

有人认为，脑干网状结构是耳穴的传入冲动与内脏病理冲动相互作用的部位。吉林医科大学曾做这样的实验：电刺激家兔牙髓引起疼痛，记录脑干的疼痛诱发电位，用电针刺激兔耳"神门"穴时，脑干的疼痛诱发电位减小，这可能是疼痛刺激与耳穴刺激在脑干网状结构中互相影响，抑制了牙髓疼痛反应。

研究耳针通过内脏自主神经进行调节的实验也有不少，朱元根等用家兔制成实验性胆石症、胆道功能障碍模型，电针耳穴"胰胆"区和体穴"胆俞"后，对胆道功能有调节作用，可是当切断了支配胆道系统的迷走神经后，这种调节作用就大为减弱，这说明迷走神经可能是耳穴调节胆道系统功能的主要途径。

第二节　根据体液观点所做的实验研究

人体各部分的功能平衡协调，是神经和体液综合调节的结果。耳针诊治疾病必然也离不开神经和体液的综合调节作用，体液作用也可称神经－体液作用。

为了探讨内脏－耳穴反应中是否有体液因素参与，朱元根等进行了交叉循环实验：将两只家兔的动静脉交互联接（颈动脉与耳静脉相联），在清醒状态下通过在心脏埋藏的电极，刺激一只家兔的心脏，使其发生心律失常（心电图有变化），经一定时间测定家兔耳郭导电量，结果两只家兔皆出现了耳郭各测定点的平均导电量增加，其增加程度、变化趋势一致。这一结果说明，内脏病变产生的耳穴反应可通过某种体液途径进行。朱元根等又通过摘除肾上腺的实验观察到去肾上腺家兔的内脏－耳穴反应大为减弱，耳郭各测定点的平均导电量增加出现较迟，持续时间较短，程度也较轻，但反应部位较为集中。据此推测，肾上腺在内脏－耳穴反应中可能起着非特异性反应，它常常掩盖由交感神经引起的特异性反应。

　　耳针治疗过程中的体液变化，在以前的研究中常有报道。上海市耳针协作组曾在家兔实验性软组织炎的实验中，发现谷胱氨酸在针刺后的平均值比针刺前低，黏蛋白含量在针刺后一般较针刺前减低，球蛋白在针刺后较针刺前有着不同程度的增加。临床上耳针治疗急性阑尾炎或组织炎时，白细胞吞噬作用增强，嗜酸性粒细胞、中性粒细胞、大单核细胞、加氢皮质素等均增加，朱元根等用大鼠进行实验，在耳穴结合体穴电针后，大鼠的胆汁流量增加。将电针有效大鼠的十二指肠取出制成提取液，注射于另一大鼠的血管内，该大鼠也同样发生了胆汁流量增加的效应；将电针无效大鼠或未电针大鼠的十二指肠组织提取液注射于另一只大鼠体内，则该大鼠不发生胆汁流量增加的效应。进一步研究发现，电针有效大鼠的十二指肠组织提取液中的胃泌素含量增加，这说明耳针可通过体液途径对机体功能产生作用。当然，不是单一的体液途径发挥作用，而是各方面综合调节的结果。

第三节　耳针作用原理的其他假说

1. 根据胚胎学解释耳针作用原理

从胚胎发育角度可以对耳穴作用原理加以探讨。成人的机体是由胚胎发育而成的。耳郭的表皮、毛、汗腺、皮脂腺等由胚胎的外胚层形成，真皮和耳软骨等由中胚层形成。外胚层的衍生物还有神经组织、各种腺体、眼、鼻、口腔、肛门、尿道末端等，与耳郭的表皮同源。许多内脏器官、骨骼、肌肉、关节等来源于中胚层，与耳郭的真皮、软骨同源。所以耳郭与全身，特别是神经系统的关系极为密切。

2. 用生物全息律解释耳针作用原理

"全息"最早是物理学的术语，一张激光照片碎裂后，每一小块仍然能再现整个物体的像。张颖清把这一规律引用到生物学中，认为生物体犹如一张激光照片，每一小部分的每一点都与整体的相应部位相似，称为生物全息律。有不少人用生物全息律来解释耳针作用原理。P. Nogier 发现耳穴的分布规律如"倒置胎儿"，即耳郭如同整个人体的缩影，耳郭上的每个穴位都与整体的相应部位存在着联系，耳郭包含了人体各部分的信息。对耳穴信息的传递，有人提出了全息反射机制，即耳穴与机体相应部分的联系是通过脑内的神经中枢进行的双向反射，全息反射中枢的基本部位在脑干，从脑干到大脑皮层的各级中枢都有神经细胞参与这一过程。

第二篇
耳郭形态学和耳穴

第四章　耳郭形态学

第一节　耳郭的外形和表面解剖名称

耳郭与外耳道共同组成外耳，人类的耳郭附着在头的两侧，呈椭圆形，其上端与眉梢和枕外隆凸的连线相齐平，凹面向前外（耳郭正面），表面凹凸不平，凸面向后内（耳郭背面），左右对称。

耳郭表面解剖名称，按照 2008 年发布的国家标准介绍如下。

一、耳郭正面

耳郭正面图见图 4 – 1。

（1）耳垂

耳垂：耳郭下部无软骨的部分。

耳垂前沟：耳垂与面部之间的浅沟。

（2）耳轮

耳轮：耳郭外侧边缘的卷曲部分。

耳轮脚：耳轮深入耳甲的部分。

耳轮脚棘：耳轮脚和耳轮之间的隆起。

耳轮脚切迹：耳轮脚棘前方的凹陷处。

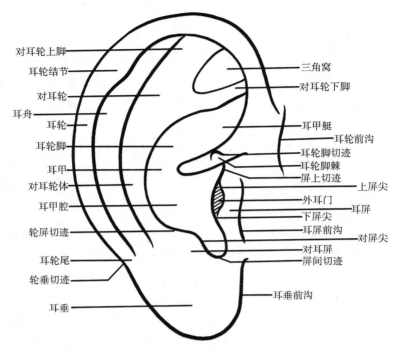

对耳轮上脚
耳轮结节
对耳轮
耳舟
耳轮
耳轮脚
耳甲
对耳轮体
耳甲腔
轮屏切迹
耳轮尾
轮垂切迹
耳垂

三角窝
对耳轮下脚
耳甲艇
耳轮前沟
耳轮脚切迹
耳轮脚棘
屏上切迹
上屏尖
外耳门
耳屏
下屏尖
耳屏前沟
对屏尖
对耳屏
屏间切迹
耳垂前沟

图 4 - 1　耳郭正面图

耳轮结节：耳轮外上方的膨大部分。

耳轮尾：耳轮向下移行于耳垂的部分。

轮垂切迹：耳轮和耳垂后缘之间的凹处。

耳轮前沟：耳轮与面部之间的浅沟。

（3）对耳轮

对耳轮：与耳轮相对呈"Y"字形的隆起部，由对耳轮体、对耳轮上脚和对耳轮下脚三部分组成。

对耳轮体：对耳轮下部呈上下走向的主体部分。

对耳轮上脚：对耳轮向上分支的部分。

对耳轮下脚：对耳轮向前分支的部分。

轮屏切迹：对耳轮与对耳屏之间的凹陷处。

（4）耳舟

耳舟：耳轮与对耳轮之间的凹沟。

（5）三角窝

三角窝：对耳轮上下脚与相应耳轮之间的三角形凹窝。

（6）耳甲

耳甲：部分耳轮和对耳轮、对耳屏、耳屏及外耳门之间的凹窝，由耳甲艇、耳甲腔两部分组成。

耳甲艇：耳轮脚以上的耳甲部。

耳甲腔：耳轮脚以下的耳甲部。

（7）耳屏

耳屏：耳郭前方呈瓣状的隆起。

屏上切迹：耳屏与耳轮之间的凹陷处。

上屏尖：耳屏游离缘上隆起部。

下屏尖：耳屏游离缘下隆起部。

耳屏前沟：耳屏与面部之间的浅沟。

（8）对耳屏

对耳屏：耳垂上方与耳屏相对的瓣状隆起。

对屏尖：对耳屏游离缘隆起的顶端。

屏间切迹：耳屏和对耳屏之间的凹陷处。

（9）外耳门

外耳门：耳甲腔前方的孔窍。

二、耳郭背面

耳郭背面图见图 4 - 2。

（1）耳轮背面：耳轮背部的平坦部分。

（2）耳轮尾背面：耳轮尾背部的平坦部分。

（3）耳垂背面：耳垂背部的平坦部分。

（4）耳舟隆起：耳舟在耳背呈现的隆起。

（5）三角窝隆起：三角窝在耳背呈现的隆起。

（6）耳甲艇隆起：耳甲艇在耳背呈现的隆起。

（7）耳甲腔隆起：耳甲腔在耳背呈现的隆起。

（8）对耳轮上脚沟：对耳轮上脚在耳背呈现的凹沟。

（9）对耳轮下脚沟：对耳轮下脚在耳背呈现的凹沟。

（10）对耳轮沟：对耳轮体在耳背呈现的凹沟。

（11）耳轮脚沟：耳轮脚在耳背呈现的凹沟。

（12）对耳屏沟：对耳屏在耳背呈现的凹沟。

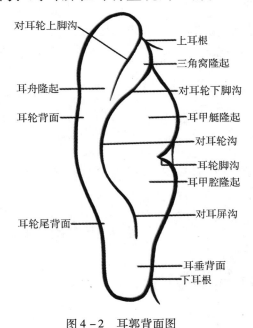

图 4－2　耳郭背面图

三、耳根

（1）上耳根：耳郭与头部相连的最上处。

（2）下耳根：耳郭与头部相连的最下处。

第二节　耳郭的血管分布

一、动脉

耳郭的动脉来自颈外动脉的分支颞浅动脉和耳后动脉，两者各分上、中、下三支，分别供应耳郭上、中、下三段的正面和背面皮肤。

颞浅动脉的上、中、下三支主要供应耳郭正面，耳后动脉的上、中、下三支主要供应耳郭背面和正面的上段。颞浅动脉和耳后动脉之间有交通支吻合连接，前后穿通。动脉血管由耳根部和外耳道附近向耳轮周缘和浅层分支，通过毛细血管与静脉相连（图4-3）。

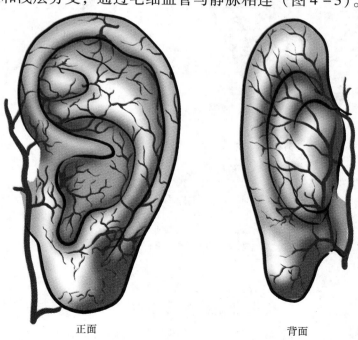

正面　　　　　　　　　　背面

图4-3　耳郭的动脉供应

二、静脉

耳郭静脉起于耳郭浅层皮肤，由密集的血管网汇集成支，最后汇集成 3~5 支较大的静脉，经颞浅静脉注入颈外静脉，一部分背面小静脉汇入头皮静脉或经耳后静脉注入颈外静脉（图 4-4）。

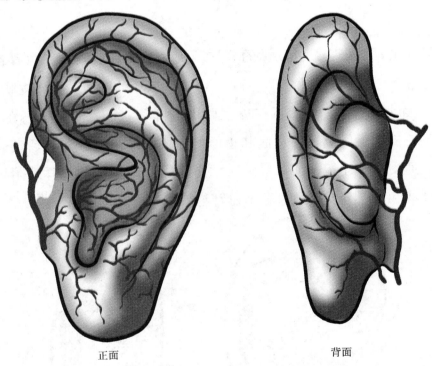

正面   背面

图 4-4   耳郭的静脉回流

第三节   耳郭的神经分布

人耳郭上的神经有来自脑神经的迷走、耳颞和耳后神经，来自脊神经的耳大和枕小神经，还有血管旁和周围的交感神经（图 4-5）。

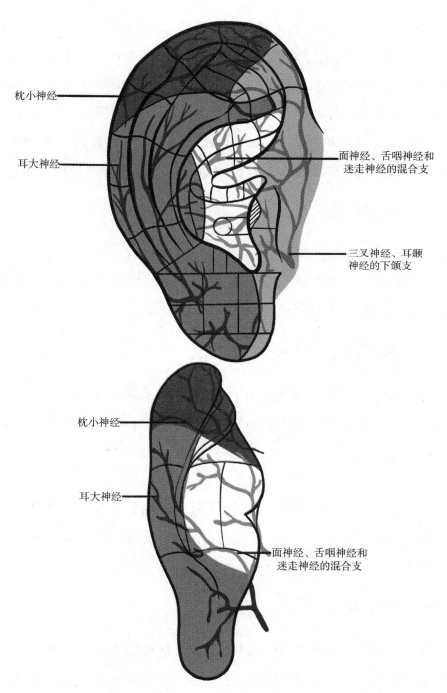

枕小神经

耳大神经

面神经、舌咽神经和
迷走神经的混合支

三叉神经、耳颞
神经的下颌支

枕小神经

耳大神经

面神经、舌咽神经和
迷走神经的混合支

图 4 - 5　耳郭的神经分布

耳郭上的神经除耳后神经是运动神经外，其余都是感觉神经，这些神经分支在并行时常组成混合支，相邻的细分支交织成网，形成神经丛。

耳郭各主要部位的神经分布大体如下：耳甲腔和耳屏主要是迷走神经分布的范围，耳甲艇大多也由迷走神经分布，但有人除迷走神经外，还有耳颞神经和耳大神经的分支参加。三角窝、对耳轮及其上、下脚和耳舟有枕小神经和耳大神经分布，对耳屏有耳大神经分布。

一、迷走神经

迷走神经的分支由外耳道壁进入耳郭的正面，发出细小分支，分布在耳甲腔和耳甲艇的皮肤中。有的人可延伸到耳郭中段的对耳轮和耳舟，有的人只限于耳甲腔的范围。

二、耳颞神经

耳颞神经是三叉神经的分支，由耳郭前缘进入耳轮，有的人可延伸到耳甲艇与其他神经交会，少数可延伸到三角窝。

三、枕小神经

枕小神经来自颈丛的第二、第三两支，在耳郭背面分成数支，绕过耳郭上缘的耳轮进入耳郭正面，分布在三角窝、对耳轮上脚、对耳轮下脚和耳舟上部。

四、耳大神经

耳大神经来自颈丛的第三和第四支，是耳郭上的主要神经。从耳郭背面进入耳郭后，在对耳轮分为两组，分别分布在耳郭的正面和背面，正面的分支沿对耳轮、耳舟和耳轮后缘，分布在三角窝、对耳轮及其上下脚、耳舟的大部分和耳垂。有的人耳大神经可伸入耳甲艇，作为该区的主要神经来源或参加该区神经丛的形成。耳郭背面的分支分布于背面皮肤，并向后缘放射状分散，分布在耳轮附近，较长的分支可绕到正面到达三角窝。

五、耳后神经

耳后神经是面神经的分支，分布于耳郭背面的耳外肌、耳内肌，也有少数分支穿行于耳郭前方，主要负责耳部运动。

六、交感神经

耳郭上的交感神经主要来自颈动脉丛，沿动脉管分布，其纤维缠绕管壁，密度随动脉管径减小而减少。静脉管壁上也有稀疏的纤维分布，动静脉吻合支上纤维密度最大，在血管之间有纵横交错的纤维互相连接。交感神经的另一个来源是颈上神经节发出的节后纤维，伴随着颈外动脉前行（颈外动脉神经），随颈外动脉分支进入耳郭，在耳郭血管分支处加入管壁周围的交感神经丛中。也有人认为，在耳郭的躯体神经甚至迷走神经中也可能混有少量交感神经纤维。所以，交感神经在耳郭上是无处不在的。耳郭上的低电阻点、敏感点，以及耳针的穴位物质基础，可能都与交感神经有关。

第四节　耳郭的其他组织结构

耳郭的组织除血管和神经外，还有皮肤、软骨、肌肉和淋巴。全耳郭皆有皮肤覆盖，全耳郭除耳垂外皆有软骨支撑（图 4 - 6）。

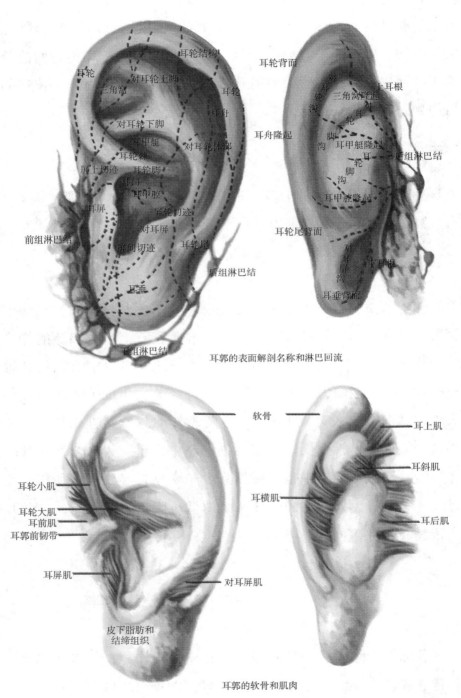

耳郭的表面解剖名称和淋巴回流

耳郭的软骨和肌肉

图4-6 耳郭的其他组织结构

　　耳郭的肌肉包括附着于耳软骨之间的耳内肌和附着于耳郭与颅骨之间的耳外肌。人类的这些肌肉大多已退化，无功能，但许多耳穴部位都有退化了的耳肌附着，针刺耳穴时，这些耳肌是否起作用尚待研究。

　　耳郭的淋巴主要流入耳郭周围淋巴结，分为前组、后组和下组，最后皆汇入颈深上淋巴结。

　　耳郭的表皮由生发层、颗粒层、透明层和角质层组成，真皮中有结缔组织、毛囊、皮脂腺、汗腺、血管、神经和淋巴管。

　　神经贴软骨循行，于表层皮肤中形成神经丛，以游离神经末梢、毛囊感觉神经末梢和环层小体等而终。在软骨中分布着丛状感觉神经末梢和环层小体。在耳肌及肌腱中有丛状感觉神经末梢、高尔基腱器官、露菲尼样末梢及肌梭，耳甲艇、耳甲腔、三角窝处的神经分布较密，神经干较细。

第五章　耳　穴

第一节　耳穴的定义

　　耳穴是耳郭上的一些特定的反应点或刺激点，过去也有人因这些点的范围较大，不限于一点，将其称为耳区。

　　按照中医理论，耳穴是经络、脉气内外输注的所在，是经络与脏腑相通的部位。从临床观察或实验研究中可看到，当内脏或躯体其他部位有病时，往往会在耳郭一定部位出现压痛，发生皮肤电特性改变，或出现变形、变色等形态改变。这些现象可作为诊断疾病的参考，刺激这些部位可防治疾病。但是并非所有的刺激点都会产生可见或可检测到的变化，大部分的刺激点都是根据临床经验而来，将这些点画到耳郭图上，即成为耳穴图。中医古代文献曾记载过若干耳穴，1958年法国的 P. Nogier 画出了形如倒置胎儿的耳穴图。我国学者在挖掘古代文献的基础上，吸取外来经验，加上自己的实践总结，形成了我国的耳穴图，但由于看法和经验的差异，图形并不统一。1993年国家发布了标准的《耳穴名称与部位》（2008年重新修改发布），从此就有了统一的交流语言（图5-1，图5-2，图5-3）。根据国标的耳穴平面图在立体的耳模上标出了耳穴名称，更加形象和直观（图5-4，图5-5）。

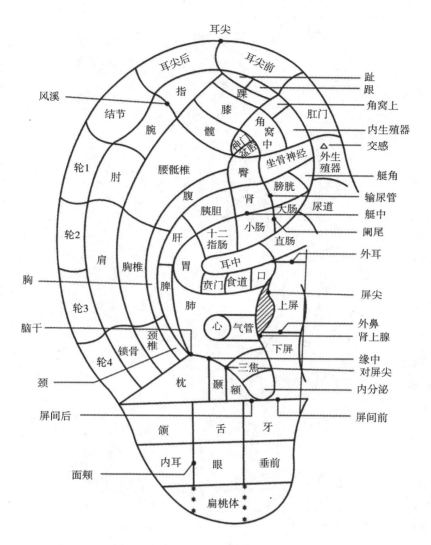

图 5 – 1　标准耳穴定位示意图（正面）

注：引自中华人民共和国国家标准《耳穴名称与定位》（GB/T 13734 – 2008）。

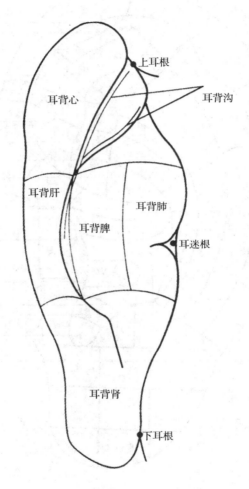

图 5 - 2　标准耳穴定位示意图（背面）

注：引自中华人民共和国国家标准《耳穴名称与定位》（GB/T 13734 - 2008）。

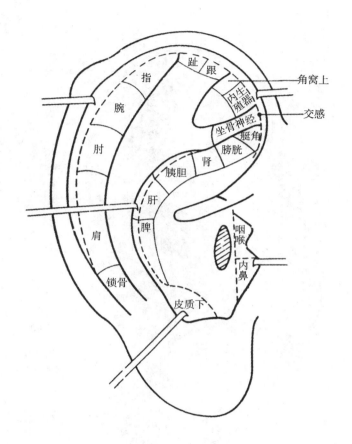

图 5 - 3　标准耳穴定位示意图（内侧面）

注：引自中华人民共和国国家标准《耳穴名称与定位》（GB/T 13734 – 2008）。

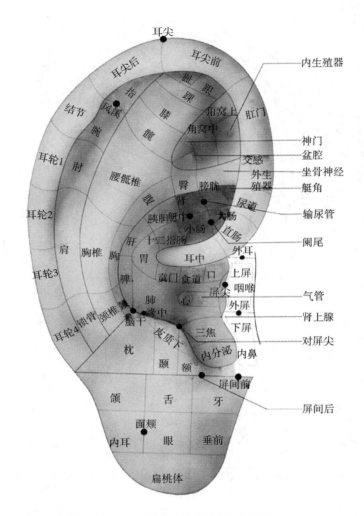

图 5-4　耳穴定位示意图（正面）

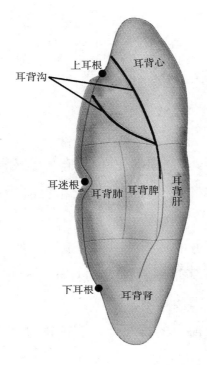

图 5-5 耳穴定位示意图（背面）

第二节 耳穴的分布规律

耳穴的分布规律：头面部耳穴分布在耳郭下部的耳垂和对耳屏；上肢穴位分布在耳舟；躯干穴位分布在对耳轮体；下肢穴位在对耳轮上、下脚；盆腔穴位在三角窝；腹腔穴位在耳甲艇，其中，消化道穴位围绕在耳轮脚周围，其余则沿对耳轮耳甲缘分布；胸腔穴位在耳甲腔；鼻咽部穴位在耳屏；内分泌穴位在屏间切迹。大致看来，像一个"倒置胎儿"。

第三节　耳穴的名称、定位和主治

一、耳轮穴位

耳中：在耳轮脚处，主治呃逆、黄疸、皮肤病、消化道病症。

直肠：在耳轮脚棘前上方的耳轮处，主治便秘、腹泻、脱肛、内外痔、里急后重。

尿道：在直肠上方的耳轮处，主治遗尿、尿频、尿痛、尿潴留。

外生殖器：在对耳轮下脚前方的耳轮处，主治外生殖器的病症，如睾丸炎、阴道炎、阳痿等。

肛门：在三角窝前方的耳轮处，主治内外痔、肛门周围炎、肛门括约肌松弛等。

耳尖前：在耳郭向前对折上部尖端的前部，主治发热、上呼吸道感染等。

耳尖：在耳郭向前对折上部尖端处，主治发热、高血压、急性结膜炎。

耳尖后：在耳郭向前对折上部尖端的后部，主治发热、外耳炎、急性结膜炎、神经衰弱、失眠等。

结节：在耳轮结节处，主治高血压、脑血管疾病引起的半身麻木、慢性肝炎等。

轮 1：在耳轮结节下方的耳轮处，主治发热、上呼吸道感染、扁桃体炎等。

轮 2：在轮 1 区下方的耳轮处，主治同轮 1。

轮 3：在轮 2 区下方的耳轮处，主治同轮 1。

轮4：在轮3区下方的耳轮处，主治同轮1。

二、耳舟穴位

指：在耳舟最上方处，主治手指部疾患、疼痛、麻木等。

腕：在指区的下方处，主治腕部疾患、胃痛、过敏性皮炎等。

风溪：在耳轮结节前方，指区与腕区之间，主治过敏症，如荨麻疹、皮肤瘙痒症、哮喘、过敏性皮炎、湿疹等。

肘：在腕区的下方处，主治肘部疾患、甲状腺疾患、失眠。

肩：在肘区的下方处，主治肩部疾患、胆石症、落枕。

锁骨：在肩区的下方处，主治肩周炎、肩背颈疼痛、风湿痛。

三、对耳轮穴位

跟：在对耳轮上脚前上部，主治足跟痛。

趾：在耳尖下方的对耳轮上脚后上部，主治趾痛、甲沟炎。

踝：在跟和趾二区的下方处，主治踝部疼痛、扭挫伤。

膝：在对耳轮上脚中1/3处，主治膝部疾患。

髋：在对耳轮上脚下1/3处，主治髋关节疼痛、坐骨神经痛。

坐骨神经：在对耳轮下脚的前2/3处，主治坐骨神经痛。

交感：在对耳轮下脚前端与耳轮内缘交界处，主治内脏疼痛、痉挛、自主神经功能紊乱等。

臀：在对耳轮下脚的后1/3处，主治臀部疾患、腰腿疼痛、坐骨神经痛。

腹：在对耳轮体前部上2/5处，主治腹痛、腹胀、腹泻等。

腰骶椎：在腹区后方，主治腰骶椎疼痛、骨质增生、腰部急慢性扭挫伤、腰腿痛。

胸：在对耳轮体前部中 2/5 处，主治胸闷、胸痛、肋间神经痛、乳腺炎等。

胸椎：在胸区后方，主治胸肋疼痛、乳腺炎、乳房胀痛等。

颈：在对耳轮体前部下 1/5 处，主治落枕、斜颈、颈部肿痛。

颈椎：在颈区后方，主治落枕、颈椎综合征、颈部扭伤、颈部疼痛。

四、三角窝穴位

角窝上：在三角窝前 1/3 的上部，主治高血压。

内生殖器：在三角窝前 1/3 的下部，主治痛经、月经不调、功能性子宫出血、遗精、早泄、阳痿、前列腺疾病等。

角窝中：在三角窝中 1/3 处，主治哮喘、便秘、近视。

神门：在三角窝后 1/3 的上部，主治失眠、多梦、疼痛、咳嗽、哮喘、腹泻等。

盆腔：在三角窝后 1/3 的下部，主治盆腔炎、附件炎、月经不调等。

五、耳屏穴位

上屏：在耳屏外侧面上 1/2 处，主治消渴、斜视、单纯性肥胖。

下屏：在耳屏外侧面下 1/2 处，主治消谷善饥、单纯性肥胖。

外耳：在屏上切迹前方近耳轮部，主治外耳道炎、中耳炎、耳鸣、眩晕、听力减退。

屏尖：在耳屏游离缘上部尖端，主治发热、牙痛、斜视。

外鼻：在耳屏外侧面中部，主治过敏性鼻炎、鼻前庭炎。

肾上腺：在耳屏游离缘下部尖端，主治低血压、过敏、休克、风湿性关节炎、眩晕、咳喘等。

咽喉：在耳屏内侧面上 1/2 处，主治急慢性咽炎、扁桃体炎、声嘶等。

内鼻：在耳屏内侧面下 1/2 处，主治鼻炎、副鼻窦炎、鼻衄。

屏间前：在屏间切迹前方耳屏最下部，主治青光眼、假性近视、视神经萎缩、视网膜炎、睑腺炎。

六、对耳屏穴位

额：在对耳屏外侧面的前部，主治头痛、头晕、失眠、额窦炎。

屏间后：在屏间切迹后方对耳屏前下部，主治青光眼、假性近视、外眼炎症。

颞：在对耳屏外侧面的中部，主治头痛、偏头痛、头晕、嗜睡。

枕：在对耳屏外侧面的后部，主治头痛、头晕、神经衰弱，防治晕车船、哮喘等。

皮质下：在对耳屏内侧面，主治神经衰弱、痛症、假性近视。

对屏尖：在对耳屏游离缘的尖端，主治哮喘、腮腺炎、睾丸炎。

缘中：在对耳屏游离缘上，对屏尖与轮屏切迹之中点处，主治遗尿、失眠、眩晕、月经不调。

脑干：在轮屏切迹正中处，主治智力发育不全、头痛、眩晕、脑震荡后遗症、脑膜炎后遗症。

七、耳甲穴位

口：在耳轮脚下方前 1/3 处，主治面神经麻痹、口腔炎、胆囊炎、胆石症。

食道：在耳轮脚下方中 1/3 处，主治食管炎、食管痉挛、吞咽困难、胸闷。

贲门：在耳轮脚下方后 1/3 处，主治贲门痉挛、神经性呕吐、胃痛、食欲不振。

胃：在耳轮脚消失处，主治胃痉挛、胃炎、胃溃疡、消化不良。

十二指肠：在耳轮脚上方后 1/3 处，主治十二指肠溃疡、幽门痉挛、胆囊炎、胆石症。

小肠：在耳轮脚上方中 1/3 处，主治消化不良、腹痛、心悸、心律不齐。

大肠：在耳轮脚上方前 1/3 处，主治腹泻、便秘。

阑尾：在小肠区与大肠区之间，主治单纯性阑尾炎、腹泻。

艇角：在对耳轮下脚下方前部，主治前列腺炎、尿道炎、性功能减退。

膀胱：在对耳轮下脚下方中部，主治腰痛、坐骨神经痛、膀胱炎、遗尿、尿潴留。

肾：在对耳轮下脚下方后部，主治肾盂肾炎、腰痛、耳鸣、听力减退、遗精、阳痿、遗尿、月经不调。

输尿管：在肾区与膀胱区之间，主治输尿管结石绞痛。

胰胆：在耳甲艇的后上部，主治胆囊炎、胆石症、胆道蛔虫症、胰腺炎、消化不良。

肝：在耳甲艇的后下部，主治眼病、胁痛、肝炎、胆道病、眩晕、高血压。

艇中：在小肠区与肾区之间，主治低热、腹胀、腹痛、听力减退等。

脾：在耳甲腔的后上部，主治腹胀、慢性腹泻、便秘、消化不良、口腔炎、眩晕、肌无力、肌萎缩等。

心：在耳甲腔正中凹陷处，主治失眠、心悸、心绞痛、心律不齐、神经衰弱、口舌生疮。

气管：在心区与外耳门之间，主治咳喘、急慢性气管炎、咽喉炎。

肺：在心区和气管区的周围处，主治咳喘、胸闷、皮肤病、鼻炎。

三焦：在外耳门后下方，肺与内分泌区之间，主治便秘、水肿、腹胀、消化不良。

内分泌：在屏间切迹内，耳甲腔的底部，主治痛经、阳痿、月经不调、更年期综合征、内分泌紊乱。

八、耳垂穴位

牙：在耳垂正面前上部，主治牙痛、牙周炎、低血压。

舌：在耳垂正面中上部，主治舌炎、口腔炎。

颌：在耳垂正面后上部，主治牙痛、下颌关节功能紊乱、颌下淋巴结炎。

垂前：在耳垂正面前中部，主治神经衰弱、牙痛。

眼：在耳垂正面中央部，主治急性结膜炎、假性近视、睑腺炎。

内耳：在耳垂正面后中部，主治耳鸣、头晕、听力减退、中耳炎。

面颊：在耳垂正面眼区与内耳区之间，主治面神经麻痹、三叉神经痛、痤疮、扁平疣、腮腺炎。

扁桃体：在耳垂正面下部，主治急性扁桃体炎、咽炎。

九、耳背穴位

耳背心：在耳背上部，主治心悸、失眠、多梦、高血压、头痛等。

耳背肺：在耳背中内部，主治哮喘、皮肤病、发热。

耳背脾：在耳背中央部，主治腹胀、腹泻、消化不良、食欲不振、胃痛、失眠。

耳背肝：在耳背中外部，主治胁痛、腰背痛、胆囊炎、胆石症。

耳背肾：在耳背下部，主治头痛、失眠、眩晕、月经不调。

耳背沟：在对耳轮沟和对耳轮上、下脚沟处，主治高血压、皮肤瘙痒症。

十、耳根穴位

上耳根：在耳郭与头部相连的最上处，主治头痛、哮喘、鼻衄、瘫痪。

耳迷根：在耳轮脚沟的耳根处，主治头痛、鼻炎、胆道蛔虫症、胆囊炎、胆石症、心动过速、腹痛、腹泻。

下耳根：在耳郭与头部相连的最下处，主治头痛、腹痛、哮喘、瘫痪。

第三篇

耳郭诊断

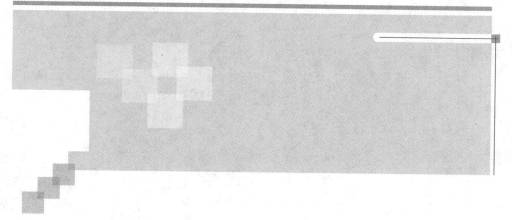

第六章　耳郭诊断概论

　　当内脏或躯体其他部位（耳郭以外）发生病变时，可以在耳郭上出现一定的反应。根据这些反应产生的部位、性质和程度可以推断原始病变的部位和性质，从而达到辅助诊断的目的，这种借助耳郭诊断疾病的方法就是耳郭诊断法。耳郭上产生的反应有变形、变色、痛觉、压痛觉、电特性变化、组织学和组织化学等变化，针对这些变化发展出各种不同的探测方法。

　　借助耳郭诊断疾病的方法早在两千多年前的中医著作中就有记载，《灵枢·师传》讲："视耳好恶，以知其性。"在古代"观耳识病"的基础上，现代又发展了许多新方法，如压痛法、电测定法、染色法等。同时，研究者们在耳郭诊断的原理方面也做了大量的科研工作。耳郭诊断的原理属于躯体与内脏相联系的问题，与中医的经穴脏腑理论相关，涉及生理、生化、病理等基础学科。目前学者们在实验研究和临床观察上都做了不少工作，使耳诊的方法较以前更加完善，更有理论依据，但是耳郭诊断的方法总的来说还有很大的局限性，比如没有严格的标准、不够严密，因此其诊断准确的相对性是很明显的。例如耳郭望诊，由于缺少客观指标，明显依赖医生的个人经验，因而较难推广应用；压痛法在很大程度上取决于患者对痛的耐受性和医生操作的严格性；电测定法目前只能测定耳穴电阻，受内外因素干扰较大，很难做到准确定位；染色法由于对耳穴中的组织化学变化和其他更深层次的变化还不十分了解，未能研制出更有针对性的染色液，因而目前其准确性也是相对的。

耳穴诊断作为一种辅助诊断的方法，对于某些病症和某些患者的诊断有实用价值。曾有人收治一例疑似阑尾炎的患者，当时临床症状、体征和化验指标都不很明显，但在耳郭阑尾穴区内发现红色点状浸润的阳性反应和明显的压痛，因而倾向于诊断为急性阑尾炎。稍后出现了明显的阑尾炎体征，明确诊断为急性阑尾炎，立即进行了手术，证实了耳诊的准确性。耳穴除了用于辅助诊断外，在治疗中也可发挥重要作用。留有人收治一例急性结膜炎患者，在耳郭眼区和肝区发现了鲜红的点状阳性反应物和压痛，但是该区范围过大，所以在该区做放血治疗后症状改善并不明显。经仔细察看，准确找到压痛点后，在该点针刺放血，症状立即明显减轻，第二天便大大改善。

深入研究耳郭诊断的原理和方法，不仅有临床实用价值，而且有助于了解耳穴的本质，有助于进一步研究经穴脏腑相关原理这一重大课题，有助于经络实质和针灸原理的阐明，因而有重大的理论意义。

耳郭诊断的依据是内脏或耳郭以外的躯体部位的病变可在耳郭上产生可检测到的反应。耳穴研究人员除临床观察外，也在实验研究方面做了不少工作，比如以耳郭电阻为指标，观察动物实验性内脏疾病在耳郭产生的皮肤电阻降低或升高的反应，朱元根称此反应为内脏－耳穴反应，并认为内脏－耳穴反应有特异性反应和非特异性反应两种。特异性反应是指不同的内脏在耳郭上皆有相应的反应区，此反应区与耳穴大体一致，非特异性反应是所有内脏病变皆可在全耳郭产生反应。非特异性反应大概产生于疾病的初期、急性期，因交感神经的强烈兴奋和肾上腺素的分泌出现；特异性反应产生于疾病的稳定期，因交感神经持续兴奋而维持，这也是产生耳穴的物质基础，根据对这种反应的观察和检测就能对疾病做出诊断。

　　其实，内脏病变除了在耳郭，也能在其他体表的相应区产生反应。反应点可出现在体穴，也可出现在非穴区部位，所以有"以痛为俞"的说法。20 世纪 70 年代有研究人员发现，内脏病变可在非穴区产生敏感点，产生敏感点的部位有一定规律，称此部位为"经络 – 穴区带"。近年来，有人将这种穴位以外的敏感点称为"穴位敏化"现象，并对其进行了一系列的深入研究。这种现象证明神经体液因素参与了内脏 – 体穴反应和内脏 – 耳穴反应。

第七章　耳郭诊断方法

第一节　望诊法

耳郭望诊又叫耳郭视诊，是通过肉眼或放大镜在自然光线下对耳郭由上而下、由内而外，仔细观察各解剖部位和耳区出现的阳性反应，鉴别其大小、形状、色泽等特点，左右耳对比观察，必要时可轻拉耳郭，或用指尖扪压阳性反应物的大小、硬度、移动性，用探棒探查有无压痛等。耳郭视诊时不要擦洗耳郭皮肤，如耳郭确实不洁，可用棉球轻轻擦拭，或洗净后 2 小时再观察。

耳郭常见反应有变色、变形、丘疹、血管充盈、脱屑五种类型。常见的变色有点状或片状红晕、白色或灰暗色，或白色小点周围有红晕；常见的变形有点状、条索状或圆圈形凹陷，结节状或条索状隆起等；常见丘疹有红色或白色点状或水疱状丘疹；血管充盈可顺血管走向充盈，可血管局部充盈，或形成圆圈状、条索状；脱屑多为白色片状或糠皮样，多见于肺区，不易擦去（图 7-1，图 7-2，图 7-3，图 7-4，图 7-5），常见病在耳郭上的阳性反应总结见表 7-1。

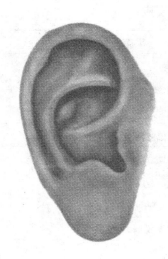
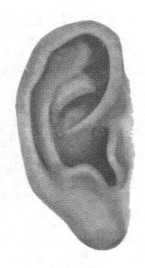
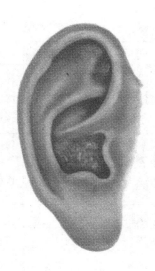

图 7 - 1　肝区隆起

注：引自朱丹《实用耳穴诊治法》，
　　重庆大学出版社，1995。

图 7 - 2　胃区点状边缘红晕

注：引自朱丹《实用耳穴诊治法》，
　　重庆大学出版社，1995。

图 7 - 3　肺区脱屑

注：引自朱丹《实用耳穴诊治法》，
　　重庆大学出版社，1995。

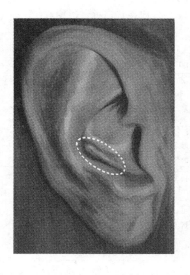

图 7 - 4　肺区隆起

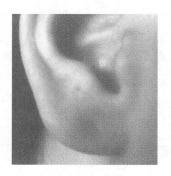

图 7 - 5　眼区凹陷

表 7 – 1　常见病在耳郭上的阳性反应

疾病	部位	反应
急性或慢性胃炎	胃区	1. 点状或片状红晕，有光泽或充血 2. 片状白色，边缘不清 3. 片状或点状白色，边缘红晕，有光泽
胃下垂	胃区	胃区外缘片状白色隆起，边缘不清
胃或十二指肠溃疡	胃或十二指肠区	1. 点状白色，边缘清楚 2. 白色或暗灰色，边缘红晕，有光泽
慢性肠炎	大小肠区	片状或丘疹充血，油脂较多
便秘	大小肠区	片状白色或有糠皮脱屑，无光泽
阑尾炎	阑尾区	1. 点状或丘疹充血 2. 点状白色，边缘红晕 3. 点状白色凹陷或隆起（慢性）
肝炎或肝大	肝区	1. 片状或点状红晕 2. 片状或点状白色，边缘红晕，一般有光泽 3. 白色片状隆起，边缘清楚
脾大	脾区	白色片状或有边缘红晕，少数隆起
肺结核	肺区	1. 点状或丘疹充血，有光泽 2. 针尖样凹陷一至数个（钙化期）
急性肺炎	肺区	1. 点状、片状或丘疹红晕 2. 点状白色，边缘红晕，有光泽
急性气管炎	气管区	1. 点状或丘疹样红晕 2. 白色点状，边缘红晕，有光泽
慢性气管炎	气管区	1. 点状或片状白色，边缘清楚 2. 白色丘疹，无光泽
肺气肿	肺区	白色片状或点状密集成片，边缘不清，发作期有光泽
心律不齐	心区	呈皱褶圆圈，中心有光泽，或中心白色

续表 7 – 1　常见病在耳郭上的阳性反应

疾病	部位	反应
高血压	缘中、脑干、额、皮质下	点状红晕或点状白色边缘红晕，有光泽
	心区	皱褶圆圈
	耳背沟	点状白色或边缘红晕，耳背沟中 1/3 有反应时收缩压更高
低血压	缘中、脑干、额、皮质下	同高血压
	耳背沟	耳背沟下 1/3 有点状白色或边缘红晕
心肌炎	心区	散在性点状红晕，或丘疹红晕
先天性心脏病	心区	点状凹陷，或点状白色边缘红晕，或中心白色边缘暗灰
心肌梗死	心区	1. 点片状红色，或边缘红晕中心淡红色有光泽 2. 愈合期呈点片状暗灰色，或边缘暗红，或边缘暗灰，中心凹陷或高于皮肤
头痛、头晕、多梦、失眠	缘中、脑干、额、皮质下、心区	1. 点状红晕或点状白色，边缘红晕，有光泽 2. 呈皱褶圆圈，中心有光泽或白色
急性关节扭伤	相应部位	点状或片状红晕
慢性关节炎	相应部位	1. 点状或片状白色 2. 点状白色，边缘红晕有光泽（急性发作）
肥大性脊柱炎	相应部位	结节状或条索状隆起
椎间盘突出	相应部位	结节状隆起或稍凹陷
腰肌劳损	相应部位	点片状白色，边缘红晕，或片状红晕有光泽
痔、瘘管、肛裂	直肠、肛门	1. 点片状白色，边缘红晕 2. 弧形红晕 3. 点状白色，边缘齿轮状或放射状红晕
痛经	内生殖器区	点状白色或红晕或丘疹，边缘红晕有光泽

续表 7 - 1　常见病在耳郭上的阳性反应

疾病	部位	反应
月经或白带过多	内生殖器区	点状丘疹充血
月经过少或闭经	内生殖器区	点片状白色，无光泽，少数有糠皮脱屑
盆腔炎、附件炎、宫颈炎	盆腔区、内生殖器区	点片状或丘疹样红晕，有油脂，宫颈炎范围较小
神经性皮炎、慢性荨麻疹、湿疹	肺区及相应部位	糠皮样脱屑，不易擦掉
脂溢性皮炎	全耳郭	脂溢性脱屑
各种手术后	相应部位	白色或暗灰色线条或半圆形疤痕
良性肿瘤	相应部位	皮下结节隆起，推之移动，界线清楚，无压痛
恶性肿瘤	相应部位	1. 软骨隆起，边缘不清楚，无移动 2. 片状白色或暗灰色，压痛明显

第二节　压痛法

　　压痛法是用一定的工具在耳郭上寻找压痛点，根据压痛点的部位、数量和严重程度，结合病情进行诊断的一种方法。

　　压痛法的操作方法是在患者密切配合下用探棒或火柴棒或毫针柄或弹簧压力棒，以均匀的压力按压耳郭各穴，找出压痛敏感的耳穴。再根据压痛点所在部位代表的内脏或其他躯体部位，运用现代医学理论和中医藏象学说、经络学说进行分析，结合病史、症状和体征作出诊断。

　　耳郭压痛点的分布有一定规律，如耳郭肝区有压痛时提示可能有肝病，胰胆区有压痛时可能有胆道系统疾病，十二指肠、交感、皮质下区有压痛可能与消化性溃疡有关，肺区有压痛可能是肺病、大肠病或皮肤病，肾区有压痛可能患有肾病、腰痛或耳鸣。反之，如某一脏器患病，也会有一定的概率在相应的耳区出现压痛敏感点。

压痛点可以随病情的变化而变化。有人对急性阑尾炎患者的耳郭压痛点进行观察，发现阑尾炎患者的耳郭压痛点一般出现在有自觉症状后 2~24 小时；痛点分布在大小肠区一带，还可在耳舟、三角窝等处；病情加重或有并发症时痛点增加，反则减少乃至消失；手术后 5~7 天耳郭压痛点消失。

压痛法还有助于某些疾病的鉴别诊断。如有人治疗一例急腹症患者，疑似卵巢脓肿或阑尾脓肿，但凭临床症状较难鉴别，后发现患者耳郭阑尾穴有明显压痛，而卵巢相关区无压痛，因此诊断倾向为阑尾脓肿，手术后得到确认。

用弹簧压力棒作耳郭压痛法探查压痛点，可以将压力定量，能更准确地找到压痛点，假阳性较少，还可以区分出对压力的敏感程度，对病情严重程度进行判断。

第三节　电探测法

人体患病后，在相应的耳穴可发生电特性的改变（主要是电阻变化），因此探测耳穴的电变化可对疾病作辅助诊断，这就是耳穴的电探测诊断法。目前，只有少数研究是探测耳穴皮肤电位进行诊断，绝大多数都是通过探测皮肤电阻进行诊断。这是因为以往的研究发现机体患病后，相应体穴和耳穴的皮肤可产生电阻降低的反应（少数情况下可升高），探测电阻在技术上较探测电位也更容易做到。因此，耳穴电探测法实际上就是指耳穴电阻探测，是当前临床上应用较普遍的一种耳穴诊断法，也是研究人员常用的研究耳穴的指标。

一、耳穴探测仪

耳穴探测仪一般就是指耳穴电阻探测仪，其主要工作原理是打开外接电源，使电流通过人体和一定的电路，然后在穴位处测出其通电量，再换算出该处的皮肤电阻。最早曾有人使用过直流电源的探测仪，该仪器的电路较简单，仅由直流电源、电阻和电流表组成，这种仪器测出的结果不够准确。目前常用的交流信号探测仪是由变压器和电容组成的振荡电路，将信号变为有一定频率的交流信号，再通过放大、检波，得到直流测量信号，最后通过测量电路测出耳穴电阻。对电阻的显示常用音响显示、仪表显示、数码显示、灯光显示等。近年来较先进的仪器是将信号输入到电脑，由电脑进行综合分析，作出判断，再由打印机打出，还可在屏幕上显示出耳郭电阻分布图（图7-6）。

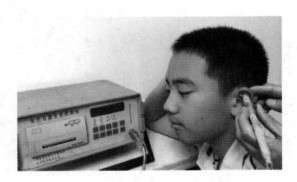

图7-6　耳穴探测仪示例

二、探测方法

耳穴探测仪的使用方法，以一种用仪表和音响显示的交流信号探测仪为例：①探测前先让被测者休息数分钟，取坐位或卧位。②让患者将用金属棒做成的手握电极握于手中，或将金属片电极固定在内关穴处。③开启仪器开关。④检测者一手握探测电极，以均匀的力量按压耳穴（用弹簧压力棒做成电极更易控制力量），就能准确地测出电阻值。如需固定耳郭，检测者可用另一只戴绝缘手套的手轻轻固定之。⑤探测上耳根穴处的电阻，将此电阻值设置为基础电阻值，此后的探测点一发出声响就表示此处是阳性点，这也是灵敏度的调节。每个个体的灵敏度都不同，所以在探测每个人的每只耳郭时都必须调节灵敏度。之所以将上耳根穴处的电阻值定为基础电阻值，是因为研究发现上耳根穴的平均电阻值与全耳郭各个低电阻点（良导点）的平均电阻值很接近，二者无显著的统计学差异。⑥探测各耳穴时，按顺序由上而下，由外而内（或由内而外）探测，或不管耳穴，按一定距离逐点探测。如需记录仪表读数，则由另一人在旁看表记录。⑦根据患者主诉的症状或查出的体征，可重点探测相应和相关的穴区及其附近部位。⑧探测时注意环境温度和湿度的恒定，特别是在进行多病例研究或同一患者作前后对照观察时，更要保持环境条件的稳定。⑨探测时不可清洗耳郭，如耳郭确实较脏，可提前数小时清洗。

三、注意事项

1. 基准点的问题

进行定性探测的耳穴探测仪都必须先探测一个耳穴的电阻作为基准电阻值，其他穴位电阻如低于此点则为阳性点（良导点）。目前都以上耳根穴的电阻值作为基准值，但是否所有患者的上耳根穴电阻值都与其平均电阻值接近，并没有得到更多的研究证实。用这种方法探得的阳性点难免误差较大，耳郭诊断的准确性必然受到影响。随着探测技术的改进，将定性探测变为定量探测，通过电脑处理，能在短时间内得到该耳郭的平均电阻值，基准值的取得就更有依据，探测到的阳性点就更准确，避免了许多假阳性和假阴性点的出现，但这种与电脑相连的定量耳穴探测仪目前还未得到普遍应用。

2. 生理阳性点问题

有研究认为，健康人的耳郭不应出现阳性点，但更多资料表明，健康人也可能在耳郭若干区查出阳性点，而他们在病史、体征和客观检查方面都未能找到疾病的证据，于是就称这些点为生理阳性点或假阳性点。生理阳性点的产生可能与被检测者当时的机能状态有关，如被检测者当时所处环境过热、过冷，或处于激烈运动后、刚睡醒后、大量饮水后或情绪激动状态下，都可能出现生理阳性点的增多或减少。所以探测耳穴时保持内外环境的稳定是很必要的。

3. 耳穴的特异性问题

人体某一脏器或耳郭以外的躯体某一部位发生病变时，耳郭上的相应耳区会发生反应，或视诊时见到形态上的变化，或电探测时测出电阻降低（阳性点）。如果这种反应严格地按照点对点的规律出现，即一个内脏只在其相应的耳区发生反应，这就是耳穴的绝对特异性。但实际上，一个内脏患病时常在耳郭上探测到多个阳性点，这些点所对应的脏器在解剖上、生理上、病理上常是相关的。例如胃与消化系统的其他部位密切相关，所以胃病在耳郭上就表现为胃、十二指肠、胰胆、肝等部位都出现反应，甚至在消化系统以外难以解释的部位也出现反应，于是人们认为耳穴只有相对特异性，甚至有人认为耳穴没有特异性。耳穴反应的这种特性对疾病治疗没有太大影响，可以对所有阳性反应部位都进行刺激治疗，但对耳穴诊断就造成较大困难——面对耳郭上的众多阳性点，可能会无从诊断。不过还是有人通过研究找到一些规律，因此结合自身经验做耳穴诊断还是可能的。例如可以改定性检测为定量检测，比较各反应点的电阻值高低，电阻值最低部位的穴区所代表的内脏往往就是病变的所在部位。也可结合病症发展的过程实时监测耳郭电阻变化，往往发现耳郭低电阻点的消长与病症发展过程和病情严重程度相关——急性病的初期症状较重时，耳郭的阳性反应点较多，电阻值也较低；病症趋于稳定时，许多无关的阳性点会消失；病症快痊愈时只剩少许阳性反应点，其中包括与病变脏器相应和密切相关的反应点。

第四节 染色法

耳穴染色法是 20 世纪 80 年代由管遵信研制出的一种显示耳穴的新方法。此方法用一种特殊的染色液将耳郭上与患病脏器相应的耳穴染成紫色，而周围皮肤和无关耳穴则不着色，从而使患病脏器的相应耳穴直观可见。某一脏器患病后其相应耳穴处会发生一系列组织学和组织化学变化，该处的水和电离子较周围组织多，角质层较薄，因而导电量增加，电阻值较低，同时该处对染色液中的发色团和助色团具有较强的亲和力。因此，配制一种对该耳穴产生较强亲和力而对其周围组织亲和力较低的染色液，染色即可成功。

一、耳穴染色液的配制

通过试验，配制出一种对人体无害，满足强发色团、助色团和颜色深等条件的染色液，其配方如下：依来铬黑 T 0.2g、龙胆紫 1g、苯胺 2mL、99%（或 95%）乙醇 98mL，充分搅拌，使之溶解。

二、耳穴染色的方法

耳穴染色液配制好后，按如下步骤进行耳穴染色的操作：

（1）用5%碳酸氢钠液清洗耳郭，以脱去皮肤上皮脂等脂类物质。

（2）用0.25%高锰酸钾液清洗耳郭，以氧化去污。

（3）用5%草酸液清洗耳郭，以还原去污。

（4）用蒸馏水清洗耳郭，擦干。

（5）用棉球蘸饱和染色液后缓慢均匀地在耳郭上染2遍，时间在30s左右。

（6）立即用5mL注射器（6号针头）吸取95%乙醇，自上而下冲洗一遍，使大部分皮肤呈现本色。此步骤为脱色分化，非常关键。分化太过会使着色的穴位被脱色，分化不足又会使不该着色的部位被染色而成假阳性。

（7）立即用干棉球擦干。

三、耳穴染色的用途

1. 用于耳穴诊断。管遵信等通过临床研究发现，在硅肺、冠心病、胆石症、妇女早孕、胃和十二指肠疾病等方面，耳穴染色诊断与客观检查诊断对比有较高的符合率，说明耳穴染色可以作为辅助方法用于一些病情较为复杂的病例的诊断。

2. 寻找最佳治疗刺激点，提高耳针疗效。在一组耳针对慢性气管炎治疗的临床实验中，耳穴染色后针刺其着色点与针刺相同耳区的非着色点做对照观察，结果显示针刺着色点较非着色点者疗效好。

3. 作为观察指标用于基础实验。用家兔做急性阑尾炎病理模型实验，在造模前和造模后第5天先后做两次耳穴染色对照观察，可看到造模后在耳郭的4区和5区（相当于耳甲艇部）耳穴染色着色率较造模前显著提高，二者有非常显著的差异。进一步实验，在造模后第10天做耳穴染色后立即处死家兔，对该的家兔做阑尾部的病理检查，根据病理情况进行分类，同时观察耳穴着色情况。结果发现阑尾炎病情轻重与耳穴着色有密切关系，耳穴着色阳性率与病情轻重呈正相关，即阑尾炎在急性期耳穴着色阳性率最高，阑尾炎进入局限好转期时阳性率降低，阑尾炎痊愈时阳性率进一步降低，与造模前无显著差异。

第五节 温度探测法

内脏病变在耳郭上出现的各种反应中，温度变化也是很灵敏、有规律的，可以作为耳郭诊断的指标。但以往用点温计测耳郭温度的方法只能测得局部耳郭温度，而且容易产生各种误差，所以始终未能成为实用的诊断方法。

近年来有人用红外热成像技术摄取耳郭热象图，能使耳郭各部位的温度同时、客观地显示。动物实验可观察到，正常家兔耳郭中心温度较高，边缘温度低；造成胆囊炎模型后，耳郭温度降低，中心的高温区面积缩小，高温区逐渐从中心向耳根部转移。这些现象的规律被掌握后可用于对疾病的诊断，类似的研究也已在人体进行。同时还观察到，耳郭温度与电阻存在一定关系，如同时观察两种指标，耳郭诊断的准确性定会更高。这种方法目前还在研究阶段，尚未在临床推广应用。

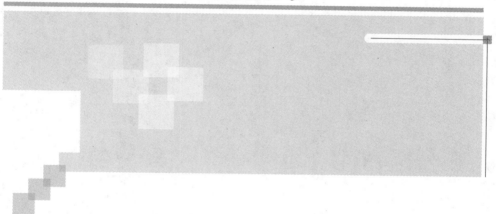

第四篇

耳针治疗

第八章　耳针治疗总论

第一节　耳针疗法特点

1. 适应证广、疗效好

耳针治疗范围非常广泛，遍及内、外、妇、儿、神经、精神、五官、皮肤等科。仅对中文期刊文献调查统计，各类耳针疗法被用于独立或辅助治疗的病症或症状有 230 余种。耳针治疗的疗效也较好，据统计，耳针疗法的有效率一般为 70%～99.5%，平均疗效为 91.3%，有若干病种的显效率和治愈率都较高。近年来一些疑难病症的治疗逐渐加入耳针疗法，如阻塞性睡眠呼吸暂停低通气综合征、久咳、术后胃肠动力恢复、糖尿病胃轻瘫、肠易激综合征、糖耐量异常、阳痿、慢性非细菌性前列腺炎、慢性非淋菌性尿道炎、抽动秽语综合征、抽动障碍等，均取得较好的疗效。

2. 简便易行、花费低廉

耳穴的分布排列有一定规律，耳穴与人体内脏、五官等各部位相互对应，所以耳穴易学易记。常用的操作技术经短期训练后就能掌握。一些简易方法无须特殊设备，费用低廉，适合在广大农村和山区推广应用，在城市大医院也可推广应用。

3. 安全可靠、无不良反应

在耳郭上施治不会伤及其他器官，耳针也无滞针、折针现象，注意消毒就可预防感染，所以耳针是一种安全的治疗方法。耳针疗法仅对机体产生调整作用，治疗时避免疼痛或过分过度治疗，一般不会产生不良反应。

第二节　耳针疗法的适应证和禁忌证

1. 耳针的适应证

耳针疗法的适应证很广泛，适合治疗各种疼痛性疾病（如外伤性疼痛、手术后疼痛、神经性疼痛、癌症晚期疼痛）、各种慢性疾病、各种炎症性疾病、某些传染性疾病、功能紊乱性疾病、过敏与变态反应性疾病、内分泌疾病。此外，耳针还可用于催乳、催产、戒烟、戒毒、减肥、预防和减轻输血输液反应、加强保健等。许多疾病可单独用耳针治疗，对于有些疾病耳针疗法仅可作为辅助治疗。

2. 耳针的禁忌证

（1）严重的心脏病不宜用耳针强刺激。

（2）严重器质性疾病并伴有高度贫血者不宜针刺。

（3）外耳局部有显著炎症、湿疹、溃疡、冻伤、烫伤等不宜针刺。

（4）妇女怀孕期间慎用耳针治疗。

第三节　耳针的取穴原则

1. 按对应部位取穴

根据患病部位在相对应的耳穴取穴的方法，如胃病取耳穴"胃"，胆囊炎取耳穴"胰胆"等。

2. 按中医学说取穴

中医学说认为各个脏腑都有各自的生理功能,如"心主神明",所以耳郭"心"穴可用以治疗失眠、神经官能症、癔症等,又如"肺主皮毛",所以"肺"区可治疗各种皮肤病。还可以按照病变所在的经络部位,取相应耳穴来治疗,如坐骨神经痛取病变所在部位的膀胱经相应的耳穴"膀胱"来治疗,偏头痛属胆经循行部位可取耳穴"胰胆"来治疗。

3. 按现代医学理论取穴

耳穴中有许多是根据现代医学理论命名的,如交感、皮质下、肾上腺、内分泌等,因此某些疾病可按现代医学理论取相关耳穴治疗。如胃肠疾患与自主神经系统有关,可取耳穴"交感";又如过敏症、风湿、类风湿等病与肾上腺所分泌的激素有关,可取"肾上腺""内分泌"等穴治疗。

4. 按临床经验取穴

在临床实践中偶然发现某个耳穴对治疗某病有效,多次应用皆能验证,暂时虽无理论根据,可作为经验取穴。如腰腿痛取"外生殖器"穴,胃痛取"腕"穴,甲状腺疾患取"肘"穴等。

第四节　异常情况及处理

1. 晕针

晕针的表现:在针刺过程中突发急性脑贫血症状,自诉头晕、目眩、胸闷,重者心慌、恶心、面色苍白、出冷汗、血压下降,脉细缓。

晕针的预防:对精神紧张的初诊患者,预先做好必要的解释工作,消除其顾虑；询问患者有无晕针史；体弱者可卧位针刺，刺激强度不宜过大，透穴不宜过深。

晕针的处理：较轻者可平卧休息，不必起针，喝些热水，消除紧张心理。重者应立即起针，取头低脚高卧位，注意保暖，必要时皮下注射呼吸兴奋剂或强心剂，同时吸入氧气。

2. 耳郭感染

耳郭感染的表现：若耳穴治疗消毒不严、埋针时间过长、压丸太重，出现红肿疼痛、局部破损渗出等发炎现象。

耳郭感染的预防：预防感染要注意用具和皮肤的消毒。对针具可用高温高压消毒，不能高温高压消毒的可用75%酒精或0.1%氯己定水溶液或0.1%苯扎溴铵水溶液浸泡。皮肤消毒可用2.5%碘酒涂抹，再以75%酒精脱碘，起针后如有出血可先用干棉球压迫止血后再涂以碘酒。

耳郭感染的处理：可用2.5%碘酒涂抹，每日三次，局部涂敷中药锡类散或照射氦-氖激光，每日一次，或用艾条对准灸之，每日三次，直至炎性渗出物消散为止。如已化脓并形成软骨膜炎，则必须用外科方法切开排脓，加用抗生素治疗，可配合中草药内服外敷或激光照射。

第九章 耳针治疗操作方法

第一节 毫针法

毫针针具一般选取体针用的26～30号粗细，0.5～1寸长的不锈钢毫针（图9-1），现代也有人发明了一种较体毫针更小的耳毫针，针柄针身各长3～4分，粗细有26、28、30、32、34号五种，具体治疗操作步骤如下：

（1）针具消毒。选用一次性针具，或高温高压消毒。

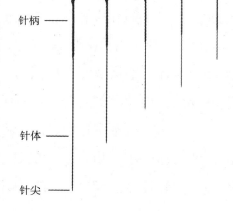

针柄 ——

针体 ——

针尖 ——

图9-1 不同尺寸的针具

（2）穴位探查。用探棒探测压痛敏感点，或用耳穴探测仪探测低电阻点。如探测到的敏感点或低电阻点较多，则首选与病变最为密切的点。找准进针点后，以探棒压一凹陷做记号。

（3）耳郭消毒。先用碘酒消毒，再用75%酒精脱碘。由于耳郭易感染，故必须较体针针刺消毒更彻底。

（4）进针。患者一般为坐位，体弱者可卧位。进针时术者用左手拇指和食指固定耳郭，中指托住针刺部的耳背，右手拇、食、中三指持针，对准选中的进针点进针。进针时可以快速插入，要求稳、准、快。也可缓慢捻入，用力须均匀，边捻转边询问患者症状改善情况，以达到适宜深度。大多耳穴用直刺进针，有些穴位适合用斜刺，也有部分医生习惯用斜刺，透穴时须横刺。

（5）耳针手法。针刺入穴位后要注意手法的运用，根据患者病情和刺入后的感觉掌握针刺的方向、针刺强度和深度。手法有单刺法（刺入后不运用手法而留针，适用于年老体弱者、久病者及儿童患者）、捻转法（小幅度来回捻转，持续 1~2 分钟，常用于一般慢性病患者）、提按法（将毫针垂直上下提按，但并不提出穴外，持续 1~2 分钟，常用于急性病和痛症患者）。

（6）留针。针刺入穴位做完手法后，继续停留在耳穴上的过程叫留针，留针一般为 20~30 分钟。儿童和年迈者不宜久留，慢性病者可适当延长，留针期间每隔 10 分钟可运用手法再刺激一次。

（7）起针。针刺过程结束后，拔出针叫起针。起针可以快速抽出，此法痛感小，也可边捻转边将针退出，借此再一次刺激，对某些疾病可加强疗效。起针后用消毒干棉球按压针眼，再以碘酒涂擦。

第二节　电针法

电针法是用脉冲电流刺激耳穴以达到治病目的的方法，具体操作方法如下：

（1）将毫针刺入选定的耳穴（至少两根毫针），再将电针仪输出导线之正负极分别连到两根毫针柄上。

（2）将调节电流的旋钮放置到零位，选好波形和频率后，打开开关。

（3）缓慢调节输出电流强度，以患者耳郭有麻感、能耐受为度，切忌突然增强刺激。

（4）通电时间一般为 10~30 分钟。

（5）治疗结束后先将电流输出旋钮回到零位，然后关闭电源开关，撤去导线电极，拔出毫针。

电针法也可不用毫针，将金属电极片用医用胶带粘贴于耳穴或用电极夹夹在耳郭的正面（耳穴处）和背面，通过脉冲电流刺激。

电针仪（图 9-2）一般有三种电脉冲波形可供选择：连续波、疏密波和断续波。连续波是一种有规律、连续出现的尖脉冲波形，频率约 10~5000 次/分，连续可调；疏密波是一种疏波和密波交替出现的、有规律的连续脉冲波，一疏一密为一次，频率约 14~26 次/分；断续波又称间歇波，是一种有规律的、间断出现的连续波形，一断一续为一次，频率约 14~26 次/分。

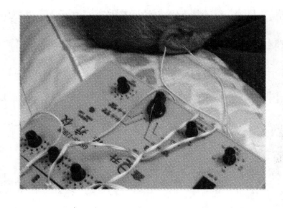

图 9-2 电针仪

第三节　埋针法

埋针法是将皮内针埋于耳穴内治疗疾病的方法。针具一般为撳钉形或环形（图 9-3）。

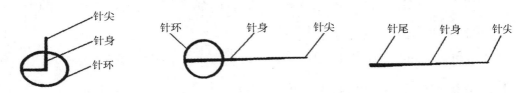

图 9-3　皮内针结构

注：引自管遵信《中国耳针学》，上海科技出版社，1995。

1. 操作方法

（1）找到用于治疗的耳穴的压痛点或用耳穴探测仪测准低电阻点，压一痕迹为标记。

（2）耳郭常规消毒，先用碘酒涂擦，再用 95% 酒精脱碘。

（3）左手固定耳郭，绷紧埋针处皮肤，右手用消毒过的止血钳夹住已消毒过的皮内针，轻轻刺入所选的埋针处，再用医用胶带固定。若用撳针，也可先将针环贴在医用胶带上，再按压撳针入埋针处的皮内。

（4）一般只埋一侧耳郭，每耳埋 2~3 针，每天自行按压 2~3 次，保留 2~5 天后换另一侧耳郭埋针，7~10 次为一个疗程。

2. 注意事项

埋针要注意严格消毒，如刚埋针后即感到疼痛难忍，可调整针尖方向或深浅度，一般可解决。如埋针后 2~3 天感到耳郭胀痛，说明可能有感染，应立即取出埋针，并给予抗炎症治疗。埋针处不要被水浸湿，天热时注意出汗，夏天埋针时间不宜过长，以免感染。局部皮肤有炎症或冻疮时不宜埋针。

第四节　注射法

注射法，又称水针，是将微量的药物注射入耳穴，发挥穴位刺激和药物的双重作用。

1. **注射药物种类**

局部麻醉剂：普鲁卡因、利多卡因等。用麻醉剂注射，又称"耳穴封闭"。

维生素：维生素 B_1、维生素 B_{12}、维生素 C、维生素 E 等。

镇静药：苯巴比妥钠、氯丙嗪注射液等。

抗生素：青霉素（须做皮试）、链霉素等。

止痛药：哌替啶、布桂嗪等。

此外还有止喘药、解痉药、中枢兴奋药、止血药、激素类药物、生物制品、中药制剂、生理盐水等。

2. **注射方法**

（1）根据病情选好穴位和注射液。

（2）用 1mL 或 2mL 注射器，配以皮试针头，抽取药液。

（3）耳郭消毒后，术者以左手固定耳郭，并绷紧患者局部皮肤，右手持注射器使针头斜面向下刺入耳穴皮下，回抽无回血后即将药液注入，每穴注入 0.1～0.3mL，局部隆起一小丘。

（4）注射完成后以消毒干棉球轻压，防止药液外溢和出血，但不宜重压和按揉。

（5）两耳交替注射，隔日 1 次，10 次为一个疗程，休息 1 周后必要时继续治疗。

3. 注意事项

严格消毒，防止感染；注射前应了解所用药物的药理作用和禁忌事项；不使用刺激性大的药物；易引起过敏反应的药物应先做皮试，阴性者方可使用。

第五节　压丸法

压丸法又称贴压法，是将一粒圆形小丸用医用胶带贴于耳穴，通过压迫小丸刺激耳穴以治疗疾病。王不留行籽由于其大小和硬度合适，表面光滑，又易于取得，所以是最常用的压丸，其他也有用小绿豆、油菜籽、小米、磁珠、塑料丸、小药丸（如六神丸）等。研究发现耳穴压丸仅产生机械压迫作用，并无其他药理作用，所以不经药物浸泡的王不留行籽成为全国应用最广的压丸。

1. 材料准备

首先准备一块耳压板（目前在商店可买到，如买不到可自己制作），选用0.5cm厚的有机玻璃板，加工成14cm×10cm大小，在其上划割出0.6cm×0.6cm大小的小方格，划痕深约1mm，在每个小方格中央钻一直径1.5mm、深0.8mm的凹窝，将王不留行籽铺满各个凹窝，再将医用胶带贴平在玻璃板上，用刀片沿玻璃板上的划痕将胶带分割开，则每块小胶带上都有1粒王不留行籽，治疗时用小镊子夹取使用。目前也有在薄的塑料板上贴好王不留行籽的商品，买来使用更为方便（图9-4）。

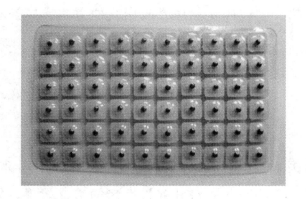

图 9 - 4　王不留行籽压丸

2. **治疗方法**

（1）探寻敏感点。在准备治疗的耳穴处用探棒探寻压痛敏感点，或用耳穴探测仪探测低电阻点，在敏感点上按压片刻留下压痕。

（2）用 75% 酒精棉球对耳郭进行消毒并脱脂。

（3）贴压耳穴时左手固定耳郭，右手用镊子夹取粘有王不留行籽的胶带，对准有压痕标记的敏感点贴好。

（4）贴好压丸后术者可用手指在贴压处以一定手法按压。贴压手法可有强、中、轻不同强度，或者直压，或者按揉，根据不同病情和患者体质选用不同手法。年老体弱者、儿童、孕妇等宜轻刺激，急性疼痛患者宜强刺激，其他患者一般用中等刺激。

（5）可嘱患者自行按压，每日 3~4 次，每穴 1~2 分钟，5~7 天为一个疗程。一般每次贴一侧耳穴，两耳交替贴，首次贴压与患侧同侧耳穴。第二个疗程后可按病情增减或更换耳穴。

3. **注意事项**

防止贴敷的胶带潮湿，以免出现炎症。夏季多汗，贴敷时间不宜过长。如压丸处疼痛较著可稍放松或稍移动位置。如局部有过敏，出现红、痒、丘疹，则应停止贴压，改用其他方法。局部有炎症、冻疮时不用此法。

第六节 按摩法

按摩法是医生或患者自己用手或器械在耳郭不同部位进行按摩、提捏的一种治疗方法。此法对某些慢性病的治疗效果较好，而且有预防保健作用。

1. 治疗方法

全耳按摩是先将双手掌心互相摩擦发热，然后将掌心放耳郭上，按摩腹背两面，直至双耳充血发热。

耳郭局部按摩是用指腹（一般用食指），根据病情需要在耳郭不同部位如耳甲艇、耳甲腔、三角窝、耳舟等，进行按摩、轻压等手法操作。在耳垂、耳轮等部位可以用拇、食二指进行提拉、捏压。因指腹面积大，只能大面积按摩，不能精确到穴位（图9-5）。

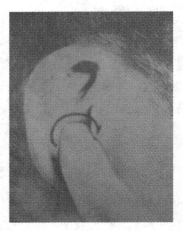

图9-5 耳穴按摩

注：引自薛定明《耳穴自我按摩保健法》，
　　蓝天出版社，1993。

器械按摩是用探棒、火柴棒等头部钝圆的棍棒在耳穴或压痛点进行按摩，按压轻重以患者能耐受为度，每穴按摩数分钟。对痛症一般用较强刺激，能达到疼痛缓解或消失的效果，如无效即停止按压。有人介绍过一种方法，术者将一粒王不留行籽用医用胶带贴在自己的食

指尖或指腹部，用它按摩患者耳穴。由于手指很灵敏，王不留行籽又

有一定硬度，较直接用指腹的作用部
位小，能准确摸到穴位，又能掌控力
度。患者自我按摩时，因看不到自己
耳穴，用此法最佳，缺点是长时间按
摩指尖会觉疼痛（图9-6）。

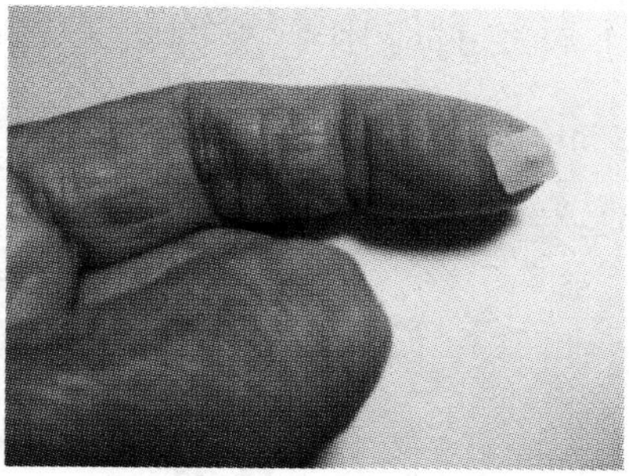

2. 注意事项

　　耳郭如有炎症或冻疮时停用此

图9-6　指尖贴王不留行籽按摩

法。用器械按摩时不要刺破皮肤，以免感染。

第七节　耳灸法

　　耳灸法是用温热作用刺激耳郭耳穴治病的一种方法。古代和现代
民间皆有耳灸法的记载和流传。

1. 治疗方法

　　线香灸：将点燃的卫生线香对准耳穴进行灸治，以患者感到温热
稍灼痛为度。每穴灸10分钟，隔日1次，10次为一个疗程，也可用自
制的细艾条或壮医药线灸治。

　　灯草灸：将灯心草剪成1cm长，浸泡于装菜油的培养皿中。治疗
时将油滴干，用小镊子挟持垂直置于耳穴上，用火柴点燃。燃尽时会
发出轻微的爆声，故又称爆星法。

　　火柴灸：点燃火柴，吹灭明火后，将所余红色炭火对准所选耳穴
迅速按压，约1~2秒钟后完全熄灭。每次取1~2穴，双耳交替。

　　艾温灸：温灸全耳郭时，可用普通艾条，灸至耳郭充血有灼热感
即可。

2. 注意事项

耳灸时应用绝缘物将头部隔开，以防不慎点燃头发或烧伤头皮。耳灸时间不要太长，以皮肤发红稍有灼痛为佳，不要使皮肤发灰黑色或起疱。若起疱注意不要破皮，可用獾油涂抹。

第八节　放血法

放血法是将粗的毫针、三棱针、小手术刀或一次性无菌注射器针头（图9-7），在耳穴、静脉处穿刺或切割放血的一种方法。也可划割一小口（约0.1~0.3cm），深度达到真皮，慢慢渗血而不流血，称为割治法，这是一种强刺激疗法，多用于慢性病和顽固性病。也有按摩、放血、割治等刺激方法一起用的耳穴综合疗法，因刺激更强，患者痛苦大，操作烦琐，故不常用。

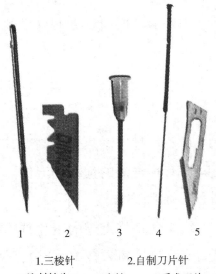

1.三棱针　　2.自制刀片针
3.注射针头　4.毫针　5.手术刀片

图9-7　放血法所用器具
引自薛定明《中国耳穴刺血疗法》，
中医古籍出版社，1994。

1. 治疗方法

先按摩耳郭，使之充血。对放血部位的皮肤进行常规消毒后，左手固定耳郭，右手持毫针迅速刺入约2mm深，挤压放血。或用三棱针点刺放血，也可用小手术刀在耳背静脉划割放血。划割放血后局部用消毒棉球按压并贴以胶带，以防继续出血和感染，每次放血量视具体情况放数滴至十数滴。

2. 注意事项

严格消毒，防止感染。放血前必须按摩耳郭，使其充血，使血能顺利放出。多次放血时，应避开同一部位。静脉放血时，要从远心端开始。术后一定要用棉球按压，不要揉擦。用割治法时更应注意无菌操作，切口不宜过长过深。年老体弱者、贫血者、出血性疾病患者不宜用此法。

第九节 贴膏法

贴膏法是将含药的有一定刺激性的橡皮膏贴在耳穴上治疗疾病的方法。

1. 治疗方法

先将耳郭用酒精擦洗干净，去除油脂和污垢，将药用橡皮膏（可用伤湿止痛膏、消炎解痛膏、活血镇痛膏等刺激性较强的膏药）按选取耳穴的大小剪成小方块，贴敷在耳穴上。每次贴一侧耳穴，两耳交替，1～3天换贴1次，7～10次为一个疗程。

2. 注意事项

应选用有刺激性和渗透性的药膏，刚出厂的药膏较出厂时间久的疗效要好。

第十节 照射法

照射法是用小功率激光装置发出的激光照射耳穴，产生刺激作用和热作用治疗疾病的方法，激光耳针简称光针。临床常用的激光器有氦－氖激光器、氩离子激光器、氦－镉激光器等，主要为氦－氖激光器，又称氦－氖激光治疗仪（图9－8）。

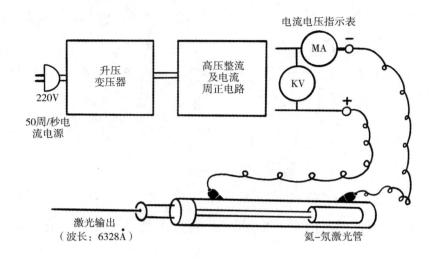

图9－8　氦－氖激光器

1. 治疗方法

使用激光仪前应先使电源开关放在断开状态。接通电源后调节电压，待红色激光光束稳定输出达到最佳工作范围后即可照射耳穴。每日或隔日照射一次，每穴照射2～3分钟。两耳同时或交替照射，10次为一个疗程，疗程间休息一周。照射完毕后，先把调压旋钮降至"0"位，再关闭电源开关。

2. 注意事项

激光管接线的正、负极不要接错。根据个体差异和病情选择合适的刺激量和疗程。激光可被反射而损伤眼睛，所以激光治疗室内必须尽量减少反射面，如玻璃门窗、门把手、钮扣等。切忌眼睛直视激光束，室内光照要明亮，以使瞳孔缩小，并戴防护眼镜。激光管不用时要定期检查，每周至少点燃两次，每次半小时。

第十一节 磁疗法

磁疗法利用磁体产生的磁力线透入机体而起治疗作用。耳穴磁疗是磁力线在耳穴处形成磁场而治疗疾病。

1. 治疗方法

直接贴敷法：将磁珠或磁片（磁场强度大于0.05T）放于医用胶带中央，直接贴于所选定的耳穴上，也可用一对异名极的磁珠或磁片在耳郭的正面和背面相对而贴，使磁力线穿透耳穴，更好地发挥作用（图9-9）。

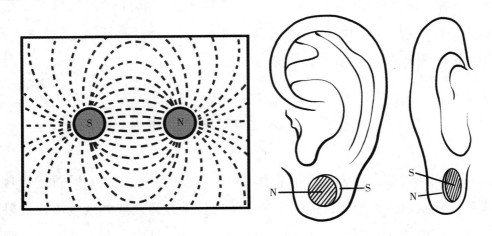

图9-9 磁疗直接贴敷法

间接贴敷法：用薄层脱脂棉或纱布包裹磁珠或磁片贴于耳穴上，这样可减少因磁场直接作用于皮肤而产生的不良反应，也可用棉花包裹磁珠塞入外耳道用来治疗耳鸣、耳聋。

埋针加磁疗法：先按埋针法将皮内针埋入耳穴内，再在针柄上放置磁珠或磁片，用医用胶带贴敷固定，使磁场导入体内并产生较长时间的作用，这是埋针加磁疗的综合疗法。

磁电法：将0.1T以上的磁珠或磁片焊接在电针导线的正负二极上，再用医用胶带贴在选好的耳穴上，接上电脉冲治疗机，逐渐调节电流强度，以患者能耐受为度。这是电针加磁疗的综合疗法。

磁泥法：将磁石粉、莨菪膏、薄荷脑、长效磺胺、黄连素按一定比例配好，研为细粉，加适量冬青油调匀，再加冷开水调为稀糊，取少量涂于耳穴上，白天涂，晚上洗去。

2. 注意事项

少数人会由于耳穴磁疗产生头晕、恶心、乏力、嗜睡、局部灼热、胀痛、刺痒、水疱、瘀斑、心悸、兴奋、失眠等不良反应。症状都较轻，可自行消退。如持续加重，取下磁体后，症状亦可消失而不留后遗症。磁疗时，所用磁体不宜过大、过多。有些疾病可配合局部磁疗，如乳腺小叶增生、下肢静脉曲张等。

第十二节　耳穴体穴结合电针疗法

耳穴体穴结合疗法是近年来使用日益增多的方法，就是同时进行耳穴和体穴刺激达到治疗目的的方法，认为较单纯耳穴或体穴的治疗效果要好。简单的耳穴和体穴结合疗法就是在选定的耳穴和选定的体穴上同时进行治疗，穴位的数量和治疗方法都是任意的，耳穴、体穴两者的关系不密切。更好的方法是选择密切相关的耳穴和体穴——由于耳穴和相应脏腑有密切关系，体穴和相应脏腑也有密切关系，所以耳穴、体穴、脏腑三者密切相关，耳穴和体穴也就有相应的关系，因此选择相应的耳穴和体穴联合针对相应的病变内脏进行治疗，就能获得更好的效果。后来又有了一种耳穴体穴结合电针的方法。

1. 治疗方法

　　首先选择相应的耳穴和体穴，并确定它们与病变内脏也有相应关系。方法是用耳穴探测仪在耳郭上探测低电阻点，可在相应的内脏区重点探测，其次是其周围，再次是其他区，这时可发现耳郭上分布着大量低电阻点。然后按照经穴脏腑相关原理选定几个相关的体穴，例如胆囊炎可选肝胆区周围的一些穴，章门、期门、胆囊压痛部的阿是穴、胆经的经外奇穴胆囊穴、膀胱经的肝俞和胆俞等。将这些穴位一个个地进行针刺治疗，每治疗一穴，过 1~2 小时后再探测耳郭上的低电阻点。通过逐点筛选，就能找到相关性最强的体穴。这时不但胆囊炎的症状有所减轻，耳郭低电阻点数量也明显减少，只遗留与相应体穴和病变内脏相关性强的耳区低电阻点，选一个电阻值最低的点，与该体穴同时进行电针刺激。有人通过大量病例研究发现，与胆囊炎相关的耳穴是胰胆区的低电阻点，体穴是胆俞。电针时将电针仪的正负两极分别连极耳穴和体穴，通电后形成一个回路，每通电 5~10 分钟将极性交换一次，每次治疗 0.5~1 小时。7 次为一个疗程。

2. 注意事项

　　耳穴体穴结合电针的方法因选择相对应的耳穴和体穴较费时间，不适合在门诊治疗，住院患者更为合适。如果对大量病例进行科研观察，可以只对少数人进行耳穴、体穴的选择，其他人因条件一致，可以用已选好的穴位。电针时应使用同侧的耳穴和体穴，不要使电针仪输出导线的正负极与耳穴和体穴左右交叉连接。

第十章 常见疾病应用

第一节 传染病

一、流行性腮腺炎

【概述】

流行性腮腺炎是一种由腮腺炎病毒引起的急性呼吸道传染病，多见于冬春两季，好发于儿童和青少年，少数见于成人。中医称本病为"痄腮""大头瘟""蛤蟆瘟"等，属于温病，由外感邪毒蕴结少阳、阳明等经，经脉失和所致。本病主要表现为发热和腮腺肿胀，体温可达39~40℃，伴头疼、畏寒、咽喉痛、乏力、全身不适等。腮腺肿大常由一侧开始，再波及另一侧，以耳垂为中心，向前、后、下肿大，主要表现为红、肿、热、痛，但不化脓，有轻度触痛，颊黏膜腮腺开口处有红肿对诊断有决定意义。本病可并发睾丸炎、卵巢炎、脑膜炎、胰腺炎等，亦可波及附近的颌下腺、舌下腺。耳郭视诊可在屏尖、内分泌、面颊区见到点状红晕。可探测到敏感点。

【治疗方法】

1. 取穴

主穴：对屏尖、面颊、内分泌、神门。配穴：肾上腺、皮质下、胰胆、耳尖、耳轮2、耳轮3、耳轮4。（图10－1）

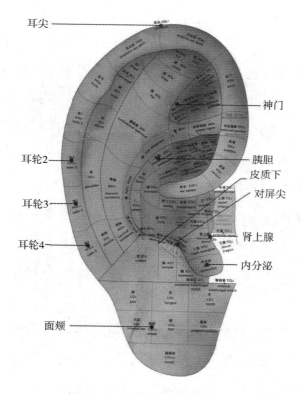

图 10－1　流行性腮腺炎耳穴取穴

2. 方法

（1）毫针法：主穴皆取，配穴据症选2～3穴，用强刺激法，每日1～2次，每次一侧耳穴，两耳交替，3日为一个疗程。

（2）放血法：主穴取对屏尖、面颊区，配穴取耳轮2、3、4三穴，用毫针直刺，出针后挤压，放血少许。每日1次，一般2～3次即见效。

（3）耳灸法：取穴同毫针法，用灯心草浸油后点燃，对准耳尖穴，点灸后迅速按压，可听到清脆的"喳"声。每天1次，每次选一侧耳穴，2~4日即有效。

（4）压丸法：主配穴同毫针法，将王不留行籽贴压固定，每天按压4~5次，每穴按压30下，4天为一个疗程。如以预防为目的，每天可压2次。

【按语】

宋国英曾用耳针在屏尖穴治疗流行性腮腺炎1000例，用30号1寸毫针直刺并行捻转法，当得气后快速出针。单侧患病者取患侧耳穴，两侧患病者取双侧耳穴。每日治疗1次，5次为一个疗程。结果：1000例均在一个疗程内治愈。[中国针灸，1987，7（3）：56]

杨樟辉曾在耳尖穴施灸法治疗流行性腮腺炎30例。方法：将耳郭向前折叠，在耳轮最高处取患侧耳尖穴。将一根蘸香油的灯心草点燃后迅速点灸，轻轻按压，一触速离，灯火即灭，同时发出"喳"一声爆响。每日1次。结果：经治疗2~5天，均获痊愈。[中国针灸，1987，7（3），56]

笔者临床上曾用毫针法和耳灸法治疗流行性腮腺炎31例，均显较好疗效，一般经2~6次即可治愈。体会：流行性腮腺炎用抗生素治疗无效，选耳穴施术治疗效果显著，而且在本病流行期有预防作用。

二、病毒性肝炎

【概述】

病毒性肝炎是由多型肝炎病毒引起的急性消化道传染病，临床可分为急性、慢性、重型和淤胆型四种，多以胃肠功能紊乱及乏力、肝痛、肝大、皮肤瘙痒、黄疸等为主要症状。传播途径主要是经口和血液传播，具有一定流行性。中医虽无相应的病名，但已细致观察其从早期发展到黄疸重症的表现，记载于隋代巢元方的《诸病源候论》中，唐代知其传染性，明代以后认识更为深刻。多认为本病因脾湿内郁，复感时行湿热疫邪所致，因平素饮食不节，酒食过度，损伤脾胃，运化失常等导致发病。耳郭视诊可见肝、胃、脾、胰、胆穴区出现中央呈白色点状，而边缘红晕或片状白色中有点状不规则红晕。可探测到敏感点。

【治疗方法】

1. 取穴

主穴：肝、胰胆、脾、胃、角窝中。配穴：三焦、耳中、神门、皮质下、枕。（图 10 - 2）

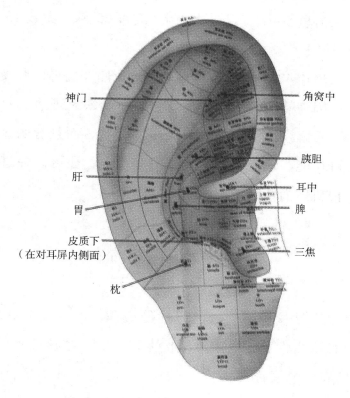

图 10 - 2　病毒性肝炎耳穴取穴

2. 方法：

（1）毫针法：主穴皆取，配穴根据临床症状选用 2 ~ 4 穴。用强刺激法，每日 1 ~ 2 次，每次一侧耳穴，两耳交替，5 日为一个疗程。

（2）压丸法：主配穴同毫针法。将王不留行籽贴压固定，每天按压 3 次，每穴按压 30 下，5 日为一个疗程。

（3）埋针法：取穴同毫针法，各穴埋入揿针 3 ~ 5 天。埋针期间每日自行按摩埋针处 2 次，至产生针感为止。每次一侧耳穴，两耳交替，3 ~ 5 天为一个疗程。

【按语】

广州部队总医院理疗科 1978 年曾用耳穴埋针治疗慢性肝炎 100 例，结果临床治愈 50 例，显效 12 例，改善 25 例，无效 13 例，总有效率为 87%。

笔者临床治疗 42 例，认为耳穴疗法治疗慢性病毒性肝炎有着广阔的发展前景。因为慢性病毒性肝炎病程长，尚缺乏理想的疗法，而耳穴施治不但可缓解慢性活动性肝炎的主要症状，而且有明显的降酶效果，在改善肝功能、调整患者免疫力的基础上，还可以促进肝脏代偿能力恢复，使机体消耗因素减少。

三、肺结核

【概述】

结核病是由结核杆菌引起的慢性传染病，可累及全身多个脏器，其中以肺结核最为常见，当人体抵抗力降低时，结核杆菌可通过呼吸道传染而发病。中医称本病为"肺痨"，是因气血不足、阴精耗损、内伤体虚后，外感"瘵虫"而致。本病主要表现为疲乏、潮热、颧红、盗汗、消瘦、纳呆、咳喘和少量咯血等，女子可见月经不调，从痰中经检查找到结核杆菌是确诊的主要依据。耳郭视诊可在肺、大肠、交感等穴区见到点状或小片状充血。可探测到敏感点。

【治疗方法】

1. 取穴

主穴：肺、大肠、肾、脾。配穴：咳嗽明显加肾上腺、对屏尖，失眠加神门、皮质下，盗汗加心，纳差加胃。（图10-3）

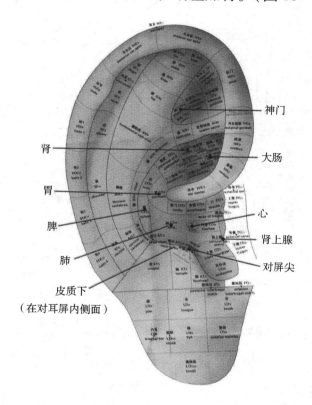

图10-3　肺结核耳穴取穴

2. 方法

（1）注射法：药物用链霉素，每日取一侧耳的主配穴各2个，将

0.2g 链霉素溶于 2mL 注射用水中，每穴注入 0.1～0.2mL，剩余药液可注入肺俞穴（第三胸椎棘突下，旁开 1.5 寸处）（图 10－4）。每日 1 次，10 次为一个疗程，休息 5 天，继续下一个疗程。

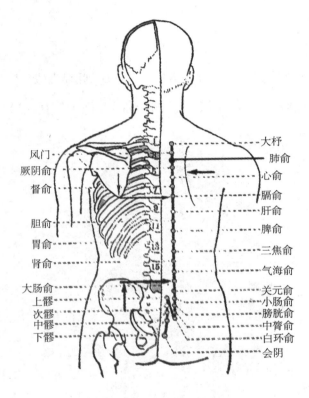

图 10－4　背部腧穴图

（2）磁疗法：主穴皆取，配穴根据症状选 2～3 穴。将磁珠贴压在所选穴上，每日按压磁珠 3 次，隔 2～3 日换贴按压另一侧耳穴。10 次为一个疗程，休息 5 天，继续下一个疗程。

（3）压丸法：取穴同磁疗法，将王不留行籽贴压固定，每天按压 3～5 次，每穴按压 30 下，10 天为一个疗程，休息 5 天，继续下一个疗程。

【按语】

青岛工人疗养院曾在耳穴用药物注射法治疗 131 例肺结核，有效率为 94.6%。[中医杂志，1960，(7)：28]

张小莉等曾用耳穴压丸法治疗浸润型肺结核 46 例，在所用化疗药一致的情况下，其症状消失时间和痰菌阴转率均优于单纯化疗对照组。[中国针灸，1990，10 (3)：23]

经临床验证及动物实验研究证明，采用耳穴疗法治疗肺结核有利于提高患者机体的自身免疫能力，从而达到改善症状和恢复体力的效果，是一种较为理想的辅助治疗手段。

四、流行性感冒

【概述】

流行性感冒简称流感，是由流感病毒感染引起的急性呼吸道传染病，易发于婴幼儿、老年人和患有呼吸道疾病或心脏病的患者。中医称本病为"时行感冒"，认为当人体的卫外功能减弱，肺卫调节疏懈时，时行疫毒侵袭人体而致本病。临床主要表现为高热、乏力、全身肌肉酸痛和一些呼吸道症状，结合疫情和流行特征有助于诊断。耳郭视诊可在神门、枕与对屏尖穴区之间见到点状或小片状红晕。可探测到敏感点。

【治疗方法】

1. 取穴

主穴：肺、肾上腺、气管、神门、外鼻、皮质下。配穴：发热加耳尖、屏尖（放血），全身酸痛乏力加肾、缘中，胃纳不佳加胃、胰胆。（图 10 - 5）

2. 方法：

（1）毫针法：主穴皆取，配穴据症状取单侧耳 2～3 穴，手法用强刺激泻法。一般每日 1 次，症状重者早晚各针 1 次。留针 30 分钟，每 10 分钟行针 1 次，两耳交替，直至痊愈，不分疗程。

（2）注射法：药液用柴胡注射液，每取单侧耳主穴 4～5 个，每穴注入 0.1～0.2mL，每日 1 次，两耳交替注射，剩余药液注入足三里穴（外膝眼下 3 寸，胫骨前嵴外一横指处）（图 10－6），两侧交替注射，7 天为一个疗程。

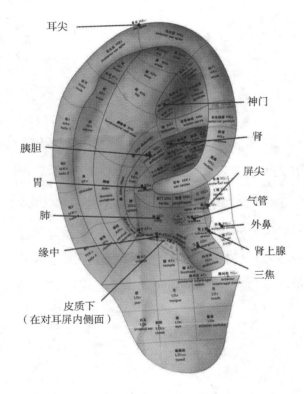

图 10－5　流行性感冒耳穴取穴

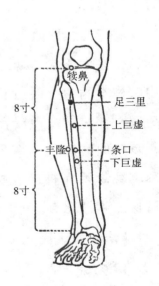

图 10－6　下肢腧穴图

（3）压丸法：取穴同毫针法，手法为平补平泻，每次选一侧耳穴，隔日换贴按压另一侧耳穴，一般5~7天即有效，预防时可每日压2次。

（4）磁疗法：取穴与手法同于压丸法，用磁珠贴压，隔1~2日换贴按压另一侧耳穴，7次为一个疗程。

【按语】

辜艾犁曾用压丸法治疗气虚感冒取得较好疗效。取穴：肺、内鼻、交感、肾上腺，据症状如咳加屏尖、气管，头痛加额。用王不留行籽贴压，取单侧耳穴，每日按压2~3次，以有胀感为宜。［四川中医，1989，（3），59］

流感病毒极易变异，且通过飞沫传播，故易引起流行。耳穴施治通过增强人体抗病能力从而达到扶正祛邪效果，同时以快速有效的清热、消炎止痛作用来减轻症状，还可用于预防。笔者临床曾用压丸法和毫针法治疗流感59例，在分辨风寒、风热、暑湿证后施治获得了明显疗效，特别在初起时，用耳穴压丸法可起到稳定病情，不让病情进一步发展的作用。

五、细菌性痢疾

【概述】

细菌性痢疾（简称菌痢）系痢疾杆菌所致的以急性化脓性炎症为主的肠道传染病，多发于夏秋季节，与流行情况、季节、接触史等有关。中医称本病为"时疫痢""疫毒痢"，并经辨证分为湿热痢、寒湿痢、阴虚痢、虚寒痢、休息痢等。在《内经》谓之"肠澼"，《伤寒论》记有"热利下重""下利便脓血"，《诸病源候论》载有"赤白痢"等四十种病候，其传染性早在金元时期就已知晓。由外受湿热、疫毒之气，内伤饮食生冷，损伤脾胃与肠腑而成。主要表现为全身中毒症状、腹痛、腹泻、里急后重、排脓血便等。急性典型病例易于诊断，不典型和慢性患者需采用综合诊断，粪便镜检和培养是确诊的关键。耳郭视诊可在大肠、小肠区见到片状红晕，有光泽及油腻感。可探测到敏感点。

【治疗方法】

1. 取穴

主穴：大肠、直肠、小肠、交感、肾上腺。配穴：脾、胃、腹、耳中、神门、皮质下。

2. 方法

（1）毫针法：主穴皆取，配穴根据症状选3~4穴，用强刺激泻法。急性期每日治疗1次，发热、里急后重者，每日治疗2次，慢性期隔日治疗1次。每次一侧耳穴，两耳交替。症状消失后，再治5次，以巩固疗效。慢性期7天为一个疗程，休息5天后，继续治疗下一个疗程。

（2）压丸法：取穴同毫针法，手法以泻法为主，每次选一侧耳穴，隔日换贴另一侧耳穴，每日按压3次，每次每穴按压30下，两耳交替，5次为一个疗程，疗程间休息5天。此法主用于慢性患者。

（3）埋针法：取穴同毫针法，每次埋针一侧耳穴，每天按压3~5次，隔2天换埋另一侧耳穴，治疗次数同压丸法。

（4）放血法：取耳尖、肾上腺穴，先按摩耳郭，使之充血。在耳郭常规消毒后，用无菌注射针头或三棱针对准穴区点刺放血10~15滴。每日1次，每次一侧耳穴，发热者可双耳同时放血。

【按语】

杨兰绪等曾用耳压法治疗细菌性痢疾14例，结果：痊愈12例，有效 2 例。典型病例：汪某，男，22 岁，战士。发热、腹痛、里急后重、脓血便 1 天。大便镜检：红细胞脓球满布视野，诊断为细菌性痢疾。用对压法强刺激。次日腹痛、里急后重减轻，脓血便次数减少。3 天后，诸症消失痊愈。[耳穴压丸疗法，江苏科学技术出版社，1991]

国家建设局职工医院曾用硫酸阿托品注射液在耳穴神门、交感、大肠、直肠穴注射，每穴注入 0.15mL，每天 1 ~ 2 次，共治疗 62 例，证实耳穴治疗菌痢有效。

笔者曾在带解放军医疗队于山区巡诊期间，用毫针法和耳尖放血法治疗细菌性痢疾 61 例，每日治疗 1 次，发热者加耳尖、肾上腺穴放血（双耳），经 8 ~ 23 次治疗，59 例痊愈，2 例因病情较重送往当地医院治疗。

六、疟疾

【概述】

疟疾是由疟原虫引起的传染病，系因中华按蚊、微小按蚊叮咬，经人体血液传播（疟原虫经人和按蚊两个宿主，侵袭人体红细胞并在体内繁殖、循环）的一种传染病，传播和发病均受气温条件的影响。中医称本病为"疟"，并根据不同症状和表现分为"正疟""温疟""寒疟""瘴疟"，俗称"打摆子""冷热病"，因感受外邪及风、寒、暑、湿之气引起，疟邪侵入人体，潜伏半表半里，出入营卫之间，入与阴争则寒，出与阳争则热，正邪相争而发病。临床主要表现为间歇性寒战、高热、出汗和脾大、贫血等。可根据疟疾的流行区域和临床症状，并参考发热 2 周前有无输血史，再结合血液检验帮助诊断。耳郭视诊可在脾、胃、肝穴区见到点状或片状白色，边缘有红晕。可探测到敏感点。

【治疗方法】

1. 取穴

主穴：肾上腺、内分泌、皮质下、脾。配穴：神门、肝、肾。

2. 方法

（1）毫针法：主穴皆取，配穴可根据症状选 1~2 穴。用强刺激手法，每天或隔天在预计发作前针刺，留针至发作后 1~2 小时，其间以捻搓手法行 3~4 次，每次捻搓 2~3 分钟。每日针刺一侧耳穴，每日 1 次，两耳交替，10 次为一个疗程。

（2）埋针法：取穴同毫针法。可在发作前 2~5 小时将揿针埋入耳穴，嘱患者每天在各穴按压 3 次，每次每穴按压 3~5 分钟，每次选一侧耳穴，隔 2 日交换埋针另一侧耳穴，3 次为一个疗程。

（3）放血法：主穴皆取，治疗时间与毫针法相同。先用双手搓双耳至发热，再用碘伏、75% 酒精消毒，然后用无菌注射针头或三棱针在每个穴位行点刺放血各 6~10 滴，每次一侧耳穴，两耳交替，10 次为一个疗程。

【按语】

王忠曾用耳针治疗间日疟患者 28 例，每日针刺 1 次，均在发作前 1 小时施术，留针 2~3 小时，其间用泻法行针 5~6 次。经 1~3 次治疗后，治愈者 24 例，占 85.7%；无效 4 例，占 14.3%。［耳针，上海科学技术出版社，1984］

陈巩荪等曾用毫针法治疗 51 例年龄在 6 岁以上，病程在 5 天之内的间日疟患者。取穴：肾上腺、皮质下、内分泌。结果：痊愈 25 例，占 49.02%；有效 15 例，占 29.41%。总有效率为 78.43%。［耳针针麻研究资料，南京医学院，1979］

笔者曾在带医疗队于云南山区义诊期间，单独用耳针毫针法治疗被确诊为间日疟的患者 13 例，均在发作前 1 小时针刺，留针 3 小时左右，期间用泻法行针 6 次。最多者用 5 次治疗，最少者用 2 次治疗。治愈 11 例，占 84.62%，无效 2 例，占 15.38%。

结合临床经验，参考现代免疫学研究，笔者认为耳针治疗疟疾是通过激发人体应激能力，使抗体形成，并使血液化学成分改变，从而给疟原虫在末梢血液的红细胞内进行增殖、发育及放出裂殖子和代谢引起异性蛋白反应的过程形成了不利环境。

第二节　内、儿科疾病

一、急性上呼吸道感染

【概述】

急性上呼吸道感染（简称"上感"）是鼻、咽和喉部急性炎症的总称。四季均可发病，好发于老幼体弱或呼吸道有慢性炎症者，少数可并发他症。中医称本病为"感冒""伤风""伤寒"等，由六淫邪气所致，以风邪为主，在不同季节与其他当令之时气相合伤人，多犯上焦而出现上焦肺系症状。主要表现为咽部干痒、声嘶、喷嚏、鼻塞、流涕、发热、头痛、全身不适等。检查可见咽部充血，扁桃体肿大、充血，或软腭、悬雍垂、咽和扁桃体表面有白色疱疹和浅表溃疡，周围有红晕。耳郭视诊可在气管、咽喉穴区见到点状或小片状红晕或毛细血管充盈。可探测到敏感点。

【治疗方法】

1. 取穴

主穴：肺、气管、内鼻、三焦、缘中。配穴：咽喉、肾上腺、扁桃体。（图10-7）

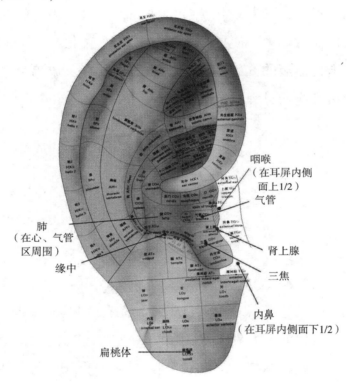

图10-7　急性上呼吸道感染耳穴取穴

2. 方法

（1）毫针法：主配穴全取。手法用强刺激泻法，留针30分钟，每隔10分钟行针1次。每日1次，每次一侧耳穴，两耳交替，症状较重者可两耳同时针刺。

（2）放血法：先按摩耳郭使之充血，然后在耳背选择1~2根充盈明显的静脉血管，用三棱针点刺放血数滴，每日1次，两耳交替，至病痊愈。

（3）注射法：取穴同毫针法，用注射用水，每穴注入 0.1mL，每日一次，每次注一侧耳穴，两耳交替，4 日为一个疗程。

（4）压丸法：取穴同毫针法，手法用对压泻法。每日一侧耳穴，按压 3 次，每穴按压 30 下，隔日交换按压另一侧耳穴，2 日为一个疗程。

【按语】

孙晋平曾用针刺耳背静脉出血（放血法）治疗急性上呼吸道感染引起的发热 20 例。结果：显效 17 例（85%），有效 2 例（10%），无效 1 例（5%）。［中级医刊，1990，（11）：57］

杨兰绪等曾用耳穴压丸法治疗 45 例，均痊愈。［耳穴压丸疗法，江苏科学技术出版社，1991］

笔者临床以耳针治疗上呼吸道感染 198 例，认为耳穴治疗上呼吸道感染方法简单，疗效肯定，家中即可施行，是一种较为理想的治疗方法，一般无并发症者均可治愈。

二、气管支气管炎

【概述】

气管支气管炎可以分为急性和慢性，急性气管支气管炎是一种常见的呼吸道系统疾病，多由感染、物理化学刺激或过敏引起，是气管支气管黏膜的急性炎症；慢性支气管炎是指气管、支气管黏膜及其周围组织的慢性非特异性炎症。气管支气管炎属中医学"咳嗽"的范畴，外邪从口鼻或皮毛而入，使肺失肃降，或嗜食烟酒、辛辣助火之品，灼津生痰，阻塞气管，均会导致肺气上逆而生咳喘、咳痰等症，其次内脏失调，脾肾阳气亏虚，亦为导致反复发作之因。临床主要表现为咳嗽、咳痰，伴胸骨后不适等。可据病史和咳嗽、咳痰、两肺散在干湿啰音等症状及体征作出诊断。耳郭视诊可在肺、气管见到点状或小片状红色或充血。可探测到敏感点。

【治疗方法】

1. 取穴

主穴：肺、气管、对屏尖、肾上腺。配穴：大肠、胃、神门。（图10-8）

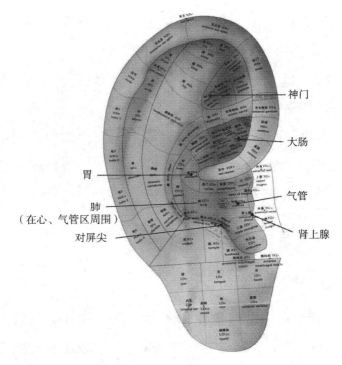

图10-8　气管支气管炎耳穴取穴

2. 方法

（1）毫针法：主配穴皆取。用强刺激法，留针20~30分钟，每日1~2次，每次一侧耳穴，两耳交替，7日为一个疗程。

（2）压丸法：取穴同毫针法。将王不留行籽贴压固定，每天按压

4~5次，每次每穴按压30下，每次一侧耳穴，两耳交替，隔2天换贴按压另一侧耳穴，10天为一个疗程。

（3）贴膏法：将消炎解痛膏剪成0.6cm×0.6cm的方块，贴于同毫针法所选穴位上，每天贴1次，每次一侧耳穴，两耳交替，至临床症状基本控制。

（4）埋针法：取穴同毫针法。在敏感点埋入揿针，并用医用胶带固定。每次一侧耳穴，隔3天换埋另一侧耳穴。5次为一个疗程，疗程间休息5天。

【按语】

刘心莲曾用耳穴压丸法治疗小儿气管炎548例，取得满意结果。临床控制230例（42%），显效160例（29.2%），有效104例（19%），无效54例（9.9%），总有效率90.2%。［全国耳穴诊治研讨会论文，1988］

周秀珍曾用耳压法治疗支气管炎161例。结果：一个疗程（10天）后，显效29例，有效130例，无效2例。［浙江中医杂志，1989，（3）：105］

笔者采用毫针法和压丸法治疗该病101例，经观察认为，耳针疗法对急性发作者应配合药物治疗，而对慢性支气管炎的防治效果较为满意，故可作为家庭保健医疗的方法推广应用。

三、支气管哮喘

【概述】

支气管哮喘是因过敏原或其他非过敏因素引起的一种支气管反应性过度增高，导致气管可逆性痉挛、狭窄的疾病。其临床特征是反复发作的、伴有哮鸣音的、以呼气性为主的呼吸困难，多见于夜间发作。

中医称本病为"哮病""喘证""痰饮"等，由外感、内伤等原因引起，以胸闷气急，呼吸困难，呼气延长，伴喉间哮鸣为主症，并有冷哮、热哮之分，有虚喘、实喘之别。依据反复发作的呼气性为主的呼吸困难及哮鸣气急等症状，一般不难诊断。本病可并发肺气肿，甚至出现呼吸、循环衰竭等。耳郭视诊可在气管、肺、肾穴区见到点状或片状白色，边缘红晕，部分患者可在耳穴风溪穴区见到脱屑反应。可探测到敏感点。

【治疗方法】

1. 取穴

主穴：肺、肾、脾、肾上腺、气管。配穴：对屏尖、风溪、交感。（图 10 – 9）

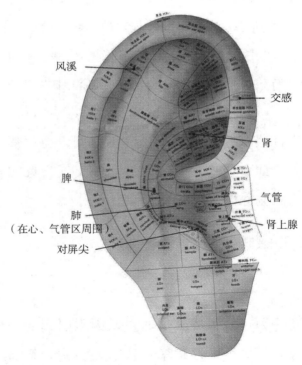

图 10 – 9　支气管哮喘耳穴取穴

2. 方法：

（1）注射法：药用核酪注射液 2mL，取一侧耳主穴 3~5 个，每穴注入约 0.1~0.2mL，剩余药液注入足三里穴，隔 3 天交换注射另一侧耳穴，10 次为一个疗程，休息 7 天，继续下一个疗程。

（2）磁疗法：取穴同药物注射法，每穴贴压磁珠 1 丸。将消炎解痛膏贴在敏感点上，每次贴一侧耳穴，隔 2~3 天换贴另一侧耳穴，10 次为一个疗程，休息 7 天，继续下一个疗程。

（3）贴膏法：取肺、肾、对屏尖、肾上腺、风溪，外源性者加神门，内源性者加内分泌。将消炎解痛膏贴在敏感点上，每次贴一侧耳穴，隔 2~3 天换贴另一侧耳穴，两耳交替，10 次为一个疗程，此法多用于儿童。

（4）压丸法：主配穴皆取。将白芥子贴压固定，每次一侧耳穴，每天按压 3~4 次，每穴按压 30 下，两耳交替，10 天为一个疗程。如以预防为目的，每天可压 2 次。

【按语】

周荣林曾用耳穴压丸治疗哮喘 61 例。结果：显效 13 例，占 21.31%；好转 36 例，占 59.02%；无效 12 例，占 19.67%。总有效率为 80.33%。［上海针灸杂志，1987，6（3）：9］

耳穴疗法对支气管哮喘发作间歇期患者有较好的疗效。笔者临床采用注射法结合压丸法治疗哮喘 265 例，取得了较好的远期疗效，追访经治疗半年后有 10 年未复发者。该方法也可用于"冬病夏治"，以达到预防性治疗的目的。

四、心律失常

【概述】

正常情况下心脏以一定范围的频率，不停地、规律地搏动，其活动源于窦房结，以一定程序传布于心房和心室，心脏起搏异常和传导的不正常，使心脏活动的规律发生紊乱，就会形成心律失常。中医称本病为"心悸""怔忡"等，常与心虚胆怯、心血不足、心阳衰弱、水饮内停、瘀血阻络等因素有关。主要表现为窦性心动过速（频率每分钟超过 100 次）、过缓（频率每分钟低于 60 次）、期前收缩、阵发性心动过速，以及心悸、心前区不适、乏力、头昏等。结合病史及心脏听诊，对诊断有一定意义。本病较重时可致心排血量减少，出现脑供血不足之症状，可伴昏厥。耳郭视诊可在心区见到圆形皱褶，内有小点状或片状白色。可探测到敏感点。

【治疗方法】

1. 取穴

主穴：心、交感、神门、枕、皮质下。配穴：内分泌、耳迷根。（图 10 - 10）

2. 方法

（1）毫针法：主配穴皆取。心率快者，用强刺激法，心率慢者用弱刺激法，每日 1 次，每次一侧耳穴，两耳交替，10 次为一个疗程。

（2）压丸法：取穴同毫针法，将王不留行籽贴压固定，每天按压 3～5 次，每穴按压 30 下，每次按压一侧耳穴，3～5 天换贴按压另一侧耳穴，10 天为一个疗程。

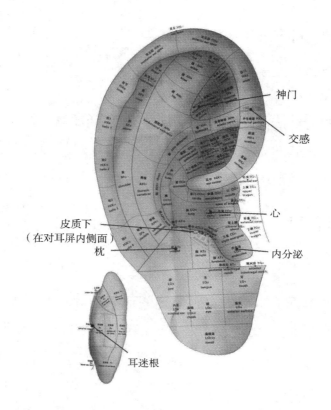

神门

交感

心

皮质下
（在对耳屏内侧面）
枕

内分泌

耳迷根

图 10 - 10　心律失常耳穴取穴

（3）埋针法：取穴同毫针法，在敏感点埋入揿针后用医用胶带固定。每次一侧耳穴，夏天可隔 2 天，冬天可隔 4 天换埋另一侧耳穴，10 次为一个疗程，此法适应于病程较长的患者。

（4）激光照射法：取穴同毫针法，每次选一侧耳穴，每穴照射 2 ~ 3 分钟，10 次为一个疗程，疗程间休息一周。

【按语】

解放军第 266 医院内二科曾用耳针治疗心律失常 24 例。其中室性期前收缩痊愈 11 例，显效 5 例，好转 3 例，无效 2 例；冠心病心房纤颤显效 1 例；病态窦房结综合征好转 1 例，窦性心动过速痊愈 1 例。[天津医药，1976，（2）：77]

李淑萍曾用耳穴贴压治疗窦性心动过速 30 例。结果：显效 22 例，好转 6 例，无效 2 例，总有效率为 93.3%。[上海针灸杂志，1991，10（2）：5]

笔者曾用毫针法治疗本病 39 例，均获较好疗效。经分析认为，耳穴治疗心律失常获效是通过调节交感神经和迷走神经而起作用，对功能性心律失常疗效更为明显。

五、冠心病

【概述】

由冠状动脉病变引起的心脏病称为冠状动脉性心脏病，简称"冠心病"，也称"缺血性心脏病"，多见于年老体弱、饮食不节、情志失调者。中医称本病为"心痛""胸痹""真心痛"等，病之本在心、脾、肾三脏，病之标为气滞、血瘀、痰浊、阴寒。主要表现为胸闷、心悸、心绞痛、心律失常等。因为有典型的临床表现和特征性的心电图改变，所以本病的诊断并不困难。耳郭视诊可在心区见到圆形、半圆形、条形红晕。可探测到敏感点。

【治疗方法】

1. 取穴

主穴：心、交感、小肠、内分泌。配穴：神门、肺、皮质下。

2. 方法

（1）毫针法：主配穴皆取。用强刺激法，有针感后留针 30 分钟，每日 1~2 次，每次一侧耳穴，两耳交替，10 天为一个疗程。

（2）压丸法：取穴同毫针法，将王不留行籽贴压固定。每次一侧耳穴，每天按压 3~4 次，每次每穴按压 30 下，3 天换贴按压另一侧耳穴，两耳交替，6 天为一个疗程。

（3）埋针法：选穴同毫针法，在敏感点埋入撤针后用医用胶带固定。每次一侧耳穴，热天隔 2 天埋 1 次，冷天隔 4 天埋 1 次，两耳交替，10 次为一个疗程。

【按语】

尉迟静曾用耳贴法治疗冠心病 21 例，取心、小肠、前列腺为主穴，用王不留行籽置于医用胶带并贴于耳穴上，嘱患者按压 40 下，每日 4 次，5 日更换耳穴 1 次。结果：治疗 5 次后，症状消失，心电图恢复正常 7 例；治疗 10 次后，症状消失，心电图恢复正常者 16 例；近期全部有效。［四川中医，1987，（2）：28］

笔者临床曾对 36 例冠心病患者治疗观察，认为耳针疗法治疗初期冠心病比较适合，而对晚期有心肌改变者难以奏效，临床应根据心电图情况选择耳针治疗。分析耳针对初期冠心病疗效较好的原因是其有明显的强心、增强冠脉血流、改善冠脉痉挛和心肌缺氧状态的作用，故对冠状动脉粥样硬化所致的缺血性心脏病亦有一定疗效。

六、心肌炎

【概述】

心肌炎指心肌中有局限性或弥漫性的急性、亚急性或慢性炎性病变，多发于传染病及其他病的病程中，好发于对化学品或药物有过敏反应者。中医称本病为"心悸""热入心包"等。临床主要表现为发热、全身酸痛、胸闷、心前区隐痛、心悸、乏力、心律不齐等。根据心界扩大、杂音、心律失常、心率改变等体征，以及实验室、心电图检查可助确诊。耳郭视诊可在心、小肠区见到圆形皱褶，中有点状红晕或点状白色。可探测到敏感点。

【治疗方法】

1. 取穴

主穴：心、小肠、交感、皮质下。配穴：脾、肾上腺、内分泌、肺。（图 10 - 11）

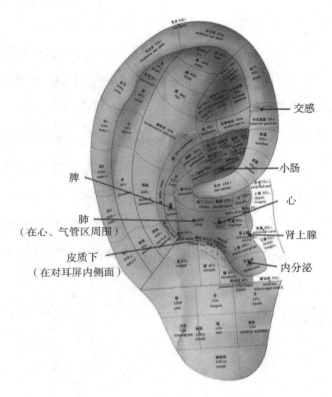

图 10 - 11　心肌炎耳穴电针取穴

2. 方法

（1）毫针法：主配穴皆取。用强刺激法，有针感后留针 30 分钟。每日 1 次，每次一侧耳穴，两耳交替，10 次为一个疗程。

（2）电针法：取主穴 4 个，分成两组，每组将电针机输出导线的正负极夹夹在针刺耳穴的针柄上（图 10-12），调疏密波，电流输出强度以患者耳部有麻胀感为度。每天治疗一次，每次 20~30 分钟。每次一侧耳穴，两耳交替，10 次为一个疗程。

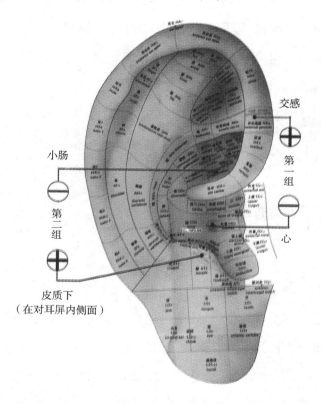

交感

小肠

第一组

心

第二组

皮质下
（在对耳屏内侧面）

图 10-12　心肌炎耳穴电针取穴

（3）压丸法：取穴同毫针法。将王不留行籽贴压固定，每次一侧耳穴，每天按压 3 次，每次每穴按压 30 下，两耳交替，3~5 天换贴按压另一侧耳穴，10 天为一个疗程。

（4）磁疗法：选穴同压丸法。将磁珠贴压固定于敏感点上，每次一侧耳穴，每天按压 3 次，每次每穴轻揉按压 30 下，隔日换贴另一侧耳穴，5 天为一个疗程。

【按语】

肖云曾用压丸法治疗心肌炎 1 例。胡某，女，10 岁。经多家医院心电图检查，诊断为重症心肌炎、阻塞型心肌病。取耳穴心、肝、肾为主穴，耳穴脾、胃、小肠、神门、交感为配穴。主穴用电针，配穴贴压王不留行籽。每日按压耳穴 6～7 次，并保持多休息和适当户外活动。施治月余，一切恢复正常。复查心电图正常。半年后追访，一切正常。[四川中医，1989，7（12）：39]

分析耳针治疗心肌炎获效之原因，可能是耳针疗法在增强机体抗病能力的同时，使人气血旺盛，心脏功能得到改善，所以症状得以缓解。

七、原发性高血压

【概述】

高血压是以动脉压升高，尤其是舒张压持续升高为特点的全身性、慢性血管疾病，可分为原发性和继发性，其中以原发性多见。中医称本病为"头痛""眩晕""肝风""中风"等，发病与情志失调、饮食失节、内伤虚损等因素有关，其病位在肝与肾，但两者可互为标本，最终仍以肾为本，随着病情的发展会涉及心、脾等。主要临床表现为头晕、头痛、耳鸣、健忘、失眠多梦、急躁易怒等。凡血压持续高于正常值，舒张压持续超过 12.7kPa，并能排除各种原因引起的继发因素者，可参考症状诊断为高血压病。耳郭视诊可在心、肝、肾见到点状或点白边缘红晕。可探测到敏感点。

【治疗方法】

1. 取穴

主穴：肾、心、交感、皮质下、脾。配穴：耳背心、耳背肝、耳背肾、耳背沟。（图10－13）

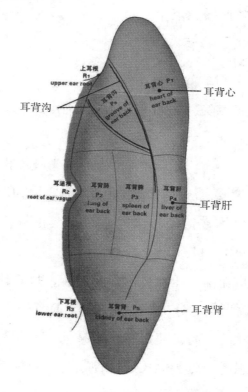

图10－13 高血压耳穴取穴

2. 方法

（1）毫针法：主配穴根据证型取5～7穴，在穴区敏感点进针。耳背均用1寸毫针透刺，肝火亢盛型和痰湿壅盛型用泻法，肝肾阴虚和阴阳两虚型用补法。留针30～40分钟，每日治疗1次，10次为一个疗程。

（2）放血法：取穴同毫针法。用毫针直刺，出针后挤压，放血少许，每日1次，每次一侧耳穴，两耳交替，10次为一个疗程。

（3）压丸法：取穴同毫针法。将王不留行籽贴压固定，每次按压3～4次，每次按压强度必须到耳郭发热、发麻或有脱落感，每日压一侧耳穴，两耳交替，10次为一个疗程。

（4）磁疗法：主配穴皆取。用磁场强度为0.05～0.08T的磁珠，用医用胶带固定在穴区敏感点上，每次一侧耳穴，每隔5～7天换贴另一侧耳穴，10次为一个疗程。

【按语】

湖南医学院附属二院新医科曾用耳穴贴压磁珠疗法治疗高血压病52例，痊愈6例，占11.5%；近愈30例，占57.7%；好转16例，占30.8%，未见无效病例。[耳针研究，江苏科学技术出版社，1982]

薛继岚曾用耳尖放血法治疗高血压35例，均为两侧取穴，每日1次。结果：全部病例均在治疗7次内血压降至正常，而且近期疗效稳定。[中国针灸，1991，11（1）：32]

笔者临床采用放血法或压丸法治疗高血压，疗效比较满意，尤其对Ⅰ、Ⅱ期高血压病疗效肯定。分析其作用原理，应是通过调节血压中枢改善机体病理及生理功能，同时使血管张力减低、血压降低、自觉症状减轻。对血压较高的患者，应避免长期精神紧张以及情绪过度激动，注意生活规律，保持清淡低盐饮食，戒酒戒烟，并配合药物及其他治疗。

八、低血压

【概述】

低血压一般可分为急性和慢性两类。急性者，血压从正常或较高水平突然明显下降，多伴有晕厥，是休克综合征的一个表现。慢性者（原发性低血压），由机体气血不足引起，属中医的"心病气虚"范畴，部分患者兼有阳虚症状。低血压系心和周围血管及全身机能活动衰弱致体内阴阳平衡失调，心脏对周围血管内血液的推动力下降所致。主要表现为心悸、胸闷气短、头晕、失眠、血压下降、全身无力等，收缩压在 12kPa，舒张压在 5～7kPa 以下，参考临床症状即可诊断。耳郭视诊可在心、肾上腺、升压点可见到点状红晕或点状白色。可探测到敏感点。

【治疗方法】

1. 取穴

主穴：心、肾上腺、交感、皮质下。配穴：缘中、肾、牙。（图 10－14）

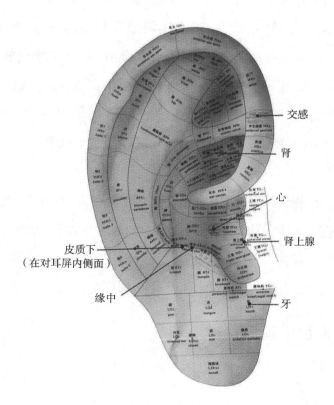

图 10－14 低血压耳穴取穴

2. 方法

（1）毫针法：主配穴皆取。用强刺激法，每日 1～2 次，每次一侧耳穴，两耳交替，7 日为一个疗程。

（2）压丸法：取穴同毫针法。将王不留行籽贴压固定，每日按压 3～5 次，每次每穴按压 30 下，每天一侧耳穴，两耳交替，7 天为一个疗程。

（3）耳灸法：取穴同毫针法。可在耳针法的基础上在针柄上用艾条施灸（温针灸法），每次灸 15～30 分钟，每日 1 次，每次一侧耳穴，两耳交替，10 次为一个疗程。

【按语】

解放军总医院曾用耳针治疗 13 例低血压均收到血压上升，症状消失的疗效。[医疗经验汇编，中国人民解放军总医院四部，1971]

广州中山医学院曾用耳针"升压点"解决因硬膜外药物麻醉出现的低血压现象，取得了较好效果。当收缩压下降至 8.00～9.33kPa 时，用针刺耳"升压穴"治疗 15 例患者使收缩压均在 10～15 分钟内升至 12.00～14.67kPa，并稳定在这一水平，无其他不适感觉。[新医学，1971，（1）：36]

笔者在临床用毫针法和压丸法治疗低血压 16 例，获效均较为满意。经分析认为，耳穴疗法治疗低血压可能是经适当刺激，使末梢神经感受器兴奋，血管自主神经发挥调节作用，使心的收缩功能增强，排血量增加，推动力增强，同时对血管壁的压力增强，使血压升高。

九、多发性大动脉炎

【概述】

本病为主动脉及其分支的慢性、进行性炎症，亦称缩窄性大动脉炎，多发于女性，发病年龄多在 30 岁。中医称本病为"无脉症"，认为是由风、寒、湿、痰之邪侵袭心肺，或直接侵犯脉管，导致肺气不足，无力推动血行，或心气虚衰，血行不畅而成。临床根据受累血管的不同分为头臂动脉型，胸、腹主动脉型，广泛型，肺动脉四种，其中头臂动脉型为耳针治疗的主要适应证。主要表现为上肢疲劳，并有疼痛、发麻、发凉等感觉。上肢血压难以测出或明显减低，或两臂收缩压差大于 2.66Kpa，对诊断有决定意义。耳郭视诊可在心、肺区见到小片状白色。可探测到敏感点。

【治疗方法】

1. 取穴

主穴：心、肺、肝、肾、交感。配穴：皮质下、肾上腺、内分泌。

2. 方法

（1）毫针法：主配穴皆取。用强刺激法，每日 1～2 次，每次一侧耳穴，两耳交替，10 天为一个疗程。

（2）压丸法：取穴同毫针法。将王不留行籽贴压固定，每天按压 3～4 次，按压一侧耳穴，每次每穴按压 30 下，两耳交替，10 天为一个疗程。

（3）埋针法：取穴同压丸法。寻找敏感点埋入揿针并用医用胶带固定，每次一侧耳穴，隔 2 日换埋另一侧耳穴，10 次为一个疗程。

【按语】

王忠曾用耳针治疗无脉症 102 例，其中病历资料完整者 86 例。方法：单双耳交替取穴，留针 1～3 小时，7～10 次为一个疗程，疗程间休息 5～10 天。结果：治愈 32 例（占 37.2%），基本治愈 43 例（占 50%），好转 7 例（占 8.1%），无效 4 例（占 4.7%）。［耳针，上海

科技出版社，1984]

多发性大动脉炎属自身免疫性疾病的范畴。耳针疗法对本症治疗效果明显，但需与血栓闭塞性脉管炎、动脉粥样硬化、主动脉先天性畸形、创伤性动脉栓塞或主动脉弓受压等疾病鉴别，如能配合温经散寒、活血化瘀的中药效果会更佳。分析耳针对无脉症疗效较好之原因，可能是通过调节控制血管功能的自主神经，达到完善动脉血管功能及建立侧支循环的目的。

十、反流性食管炎

【概述】

反流性食管炎是指由于食管下端括约肌功能失调，胃或十二指肠内容物反流入食管，引起食管黏膜的炎症，又称消化性食管炎。中医称本病为"胸痛"等，由情志不遂，或嗜食酸辛，或外受风寒，导致胃气上逆，梗阻胸中而致。主要临床表现为胸骨下烧灼感或疼痛，食后1小时左右有酸性液体或食物从胃、食管反流到咽部或口腔，严重时可因食管黏膜糜烂而导致出血。经测食管内pH下降至4以下，并有胸骨下烧灼性疼痛者，即可明确诊断。本病若长期或大量出血可导致贫血。耳郭视诊可在食道、贲门见到小点状或小片状红色。可探测到敏感点。

【治疗方法】

1. 取穴

主穴（图10－15）：食道、贲门、肾上腺、胃、神门。配穴：肺、皮质下、交感。

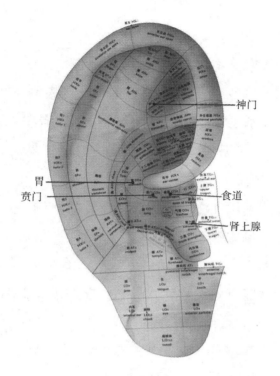

图 10 - 15　反流性食管炎耳穴主穴取穴

2. 方法

（1）毫针法：主配穴皆取。用强针刺激泻法，每日 1 次，留针 30 ~ 40 分钟，每次一侧耳穴，两耳交替，10 次为一个疗程。

（2）压丸法：取穴同毫针法。将王不留行籽贴压固定，每日一侧耳穴，每天按压 3 ~ 5 次，每次每穴按压 30 下，隔 3 天换贴按压另一侧耳穴，9 天为一个疗程。

（3）注射法：取穴同压丸法。每选其中 3 ~ 4 个耳穴，药物用 2% 普鲁卡因，每穴注入 0.1 mL，每次一侧耳穴，隔 3 日注射另一侧耳穴，5 次为一个疗程。本法有较好的止痛效果，当疼痛缓解后，可改用其他治法。

【按语】

尉迟静曾用压丸法治疗 1 例反流性食管炎。戴某，女，54 岁，退休工人。因与他人争吵后自觉食管中、下段灼热感，并有吞咽不适和异物感。经胃镜检查诊断为消化性食管炎，曾服中西药物收效不显。经耳穴压丸 3 次后，临床症状消失，随访 1 月未见复发。[简明耳针穴，安徽科学技术出版社，1987]

笔者用毫针法和压丸法治疗反流性食管炎 9 例，其中 6 例治愈，3 例有效。治愈的 6 例中病程长者 3 年（3 例），短则 6 个月～2 年（3 例）。疗程最少治疗 8 次，最多治疗 26 次。经临床认识到，耳针治疗反流性食管炎，除能有效缓解症状外，还能促进食管黏膜的康复。

十一、呃逆

【概述】

呃逆是由横膈的痉挛性收缩，同时伴有其他呼吸肌的收缩及声门的短暂关闭，引起气逆上冲，喉间呃呃连声，令人不能自止的一种症状。中医称本病为"哕"，由各种因素引起胃失和降，或乘袭肺胃，或肝胃不和，均可致膈间之气不畅，胃气上逆而成呃逆。主要表现为间歇出现的急剧吸气，正常呼吸运动停顿，气流通过痉挛的声门发出特别的声音。轻者呃逆单独存在，发作数分钟至数小时后不治自愈；重者多继发于其他急慢性病的过程中，呃逆可昼夜不停，或间歇性发作，延续数日、数月至更长时间不愈。根据典型发作表现，诊断不难，但长期呃逆者，应尽早借助于其他体检方法，进一步确诊。本病有流行性症状者，可能为病毒感染所致，常伴低热及腹壁肌群痉挛等。耳郭视诊可在膈、胃、耳中区见到点状红晕。可探测到敏感点。

【治疗方法】

1. 取穴

主穴（图 10 – 16）：耳中、胃、神门、枕。配穴：交感、脾、缘中、胸。

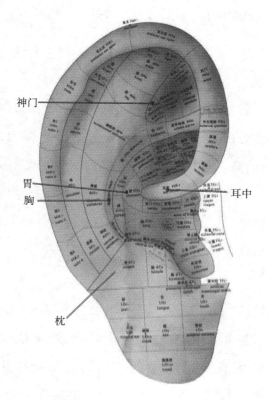

图 10 – 16 呃逆主要耳穴取穴

2. 方法

（1）毫针法：主配穴皆取。用强刺激法，每日 1 次，每次一侧耳穴，每次留针 60 ~ 90 分钟，两耳交替，3 日为一个疗程。

（2）埋针法：取穴同毫针法。在所选穴区敏感点埋入揿针，然后用医用胶带固定。虚证施轻揉按摩法，实证用重压泻法，每穴施法 2 ~ 3 分钟，每次一侧耳穴，两耳交替，每 3 天交替 1 次，6 天为一个疗程。

（3）按摩法：取穴同毫针法。用双手无名指（或食、中、小指均可）的指尖、指腹按压在敏感点后，先顺时针按摩 9 圈，再逆时针按摩 9 圈，其他穴施法相同。每日 2 次，每次一侧耳穴，两耳交替，6 次为一个疗程。

【按语】

刘淑兰曾用耳针治疗重证呃逆（膈肌痉挛）47 例。主穴：耳中、胃、肝、脾、交感。配穴：神门、皮质下、肾上腺。留针 4 小时。治疗 1 ~ 2 次后，全治愈。[中国针灸，1987，（7）：27 - 46]

金紫萍曾用耳穴埋针法治疗住院的危重患者发生呃逆 8 例，经 1 ~ 2 次治疗后有 7 例显效，1 例无效。所有病例在 15 ~ 20 天后又发作，但经原方法治疗 1 次后，仍能奏效。[上海针灸杂志，1987，6（4）：42 - 43]

笔者曾用毫针法治疗呃逆，临床体会为耳穴施法对病程较短或因受寒引起的呃逆可在短期内治愈。分析其获效的病因是在提高人体应激能力的同时，对大脑皮层病理兴奋灶的有抑制作用，使呃逆停止。但对久病脾阳衰惫，病程较长，或术后，或脑病、冠心病等引起的呃逆，则需配合体针或穴位注射等方法以综合治疗。

十二、食管贲门失弛缓症

【概述】

食管贲门失弛缓症是食管神经肌肉功能障碍所引起的贲门不能弛缓、食管张力和蠕动减低及食管扩张，又名为贲门痉挛、巨食管，多发于中青年，男女无大差别。中医对本病无相关病名，认为是暴怒伤肝，肝气犯胃，或思虑伤脾，脾胃不和，以致胃失肃降，胃气上逆所致。主要表现为早起进食冷饮及情绪激动时，胸骨下或中上腹哽噎感及疼痛，后期表现为持续性间歇性吞咽困难及食物潴留数小时或数日后反流而出。X 线食管钡餐检查对诊断有决定意义，本病可并发吸入性肺炎、食管炎、食管黏膜糜烂或溃疡等。鉴别诊断特别要与食管神经官能症表现的食管部异物阻塞感，但进食并无哽噎症状相区别。耳郭视诊可在食道、贲门见到小片白色。可探测到敏感点。

【治疗方法】

1. 取穴

主穴：食道、贲门、胃、交感。配穴：皮质下、胸、神门、肝。

2. 方法

（1）毫针法：主配穴皆取。用强刺激法，每日 1 次，每次一侧耳穴，留针 30 ~ 40 分钟，两耳交替，10 日为一个疗程。

（2）压丸法：取穴同毫针法。将王不留行籽贴压固定，贲门、胃两穴用泻法，食道穴用补法，其余穴用平补平泻法，每天按压 2 ~ 3次，每次每穴按压 30 下，每次一侧耳穴，隔 3 天换另一侧耳穴，两耳交替，10 次为一个疗程。

（3）埋针法：取穴同压丸法。在敏感点埋入揿针，贲门、胃穴用重按泻法，其余穴位用轻按补法。每次一侧耳穴，每日按压 3 ~ 4 次，两耳交替，10 天为一个疗程。

【按语】

本病虽为临床少见，但耳穴施治显效较好。笔者用毫针法和压丸法各治疗 2 例，均收到较好疗效，其中 2 例达到基本治愈，2 例显效。

分析耳穴施法获效的原因，是通过调整中枢和相应部位的功能而起作用。

十三、胃炎

【概述】

胃炎指各种原因所致的急性或慢性胃黏膜的炎性变化。急性者，可分为外源性与内生性两类。慢性者，可根据胃黏膜形态与病程等分为浅表性、萎缩性、肥厚性三种，其发病率在各种胃病中居首位。中医称本病为"胃脘痛""呕吐""心痛"等，认为脾、胃、肝三脏腑功能失调是其本。主要表现：急性者发病急，胃痛拒按，呕吐酸腐食物，或腹痛欲泻，吐泻后痛减；慢性者有消化不良、嗳气、胆汁反流、上腹不适等。慢性胃炎是由急性演变而来，烟酒过度、食物、药物和精神刺激等因素是主要病因。胃镜检查对诊断有决定意义。耳郭视诊可在胃区见到点片状红晕。可探测到敏感点。

【治疗方法】

1. 取穴

主穴：胃、脾、肺、交感。配穴：肝、胰胆、神门、皮质下。

2. 方法

（1）毫针法：主配穴皆取。用强针刺激法，每日1~2次，每次一侧耳穴，留针60分钟，中间行针3次，两耳交替，10天为一个疗程。

（2）注射法：主穴皆取，配穴取神门、肝穴。在每穴注入当归注射液0.1mL，两耳同时注射，每天注射1次，5天为一个疗程。

（3）压丸法：取穴同毫针法。将王不留行籽贴压固定，实证用强刺激对压法，虚证用弱刺激轻揉按法，每穴按压30下，每隔3~5天换贴按压另一侧耳穴，5 次为一个疗程。

【按语】

王忠等曾用耳针治疗胃炎 84 例，痊愈 48 例，显效 23 例，有效 7 例，无效 6 例，总有效率为 92.8%。［耳针，上海科学技术出版社，1984］

孙景胜曾用压丸法治疗浅表性胃炎 96 例，4 日两耳交替贴压 1 次，10 次为一个疗程。经 1 ~ 3 个疗程后，痊愈 56 例，显效 28 例，有效 8 例，无效 4 例，总有效率为 95.8%。［针灸学报，1990，6（4）：9］

笔者用压丸法治疗慢性胃窦炎 21 例，均获明显疗效。同时体会到，耳穴治疗胃脘疼痛具有明显的镇痛效果，特别在急性发作时可看到立竿见影的效果。其法也适用于对慢性胃炎的治疗，但需要较长疗程才能取得较好的远期疗效。其作用原理是通过调节自主神经、胃肠蠕动、消化液分泌，使脾胃气机得以恢复，胃黏膜得以康复。治疗期间还应注意调节情志，保持进食清淡稀软，禁忌辛辣烟酒之品。

十四、胃下垂

【概述】

胃下垂是指由于胃支持韧带的弛缓或胃壁的松弛，以致在直立位时胃的下缘位于髂嵴连线以下 5cm，或胃小弯弧线最低点降到髂骨连线下的位置，伴有排空缓慢者。本病为内脏下垂的一种，多发于慢性消耗性疾病出现进行性消瘦、卧床少动或其他导致腹肌张力下降甚至消失者。中医称本病为"胃下""胃缓""中气下陷"等，由脾胃虚弱，运化功能失调，肌肉失其柔养，脏器失其升举而成。主要表现为上腹饱胀不适，嗳气恶心、便秘等，并常伴眩晕、乏力、直立性低血压等症状。有上腹饱胀疼痛，食后加重，平卧减轻，形体瘦长等症状即可做出初步诊断。耳郭视诊可在胃区的外缘近对耳轮见到白色片状或片白增厚，边缘不清。可探测到敏感点。

【治疗方法】

1. 取穴

主穴：胃、脾、皮质下、心。配穴：三焦、艇中。

2. 方法

（1）毫针法：主配穴皆取。用平补平泻法，每日1~2次，每次一侧耳穴，留针60分钟，中间行针3次。两耳交替，10天为一个疗程。

（2）注射法：取穴同毫针法。每日选一侧耳穴3~5个，对准敏感点进针，每穴注入复方丹参注射液0.1mL，剩余药液注入足三里穴。两耳交替，10天为一个疗程。

（3）耳灸法：取穴同毫针法，用卫生香对准所选耳穴敏感点施灸，用雀啄灸法，灸至穴区发红发热为度。每天1次，每次一侧耳穴，两耳交替，10次为一个疗程。

（4）耳穴体穴结合疗法：耳穴疗法可用上述任一治法，同时配合体穴按压疗法。取穴：下脘、气海、关元、中极、上髎、肾俞、命门、脾俞（图10-17）。方法：先取背部穴位，后取腹部穴位。点按背部穴位时，用两拇指依秩序由上髎至脾俞，每穴点压2~3分钟（力度适中）。点压腹部穴位时，术者四指并拢，中指自中极穴点压至下脘穴，每穴2~3分钟，然后用握拳式的四指中关节自中极向上推至脐部，连续5~7次（图10-18）。术后令患者卧床休息30分钟，每日1次，10次为一个疗程。

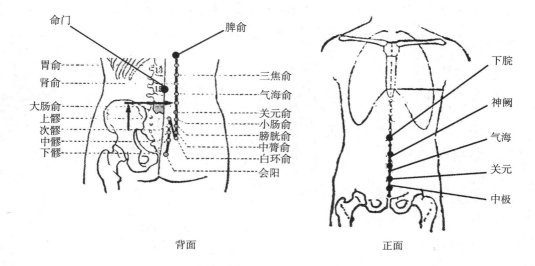

命门

脾俞

胃俞
肾俞

大肠俞
上髎
次髎
中髎
下髎

三焦俞
气海俞

关元俞
小肠俞
膀胱俞
中膂俞
白环俞
会阳

下脘

神阙

气海

关元

中极

背面

正面

图 10 - 17 胃下垂体针取穴

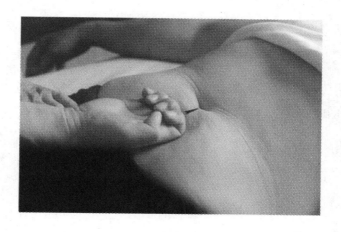

图 10 - 18 胃下垂体穴按压手法

【按语】

胃下垂是一种较顽固的慢性疾病，笔者用耳穴体穴结合疗法治疗
26 例，治疗前均经 X 线钡透结合临床症状确诊。经 3～6 个疗程后，
痊愈者临床症状消失，胃功能恢复正常，下垂位置升高，体重增加，

追访 1 年以上未复发者，共 15 例（占 57.69%）；临床症状消失，胃蠕动增强，1 年未复发者为显效，共 8 例（占 30.76%）；临床症状减轻者为好转，共 3 例（占 11.53%）。

笔者分析认为，治疗胃下垂在应用上述方法的同时，还应结合适合自己身体的、加强腹肌张力的体育锻炼。在饮食上选择营养丰富、易消化的食物，并注意少吃多餐，食后平卧休息半小时以提高疗效。

十五、消化性溃疡

【概述】

消化性溃疡是指仅见于胃肠道与胃液接触的部位的慢性溃疡，由于多发于胃和十二指肠，故又称胃、十二指肠溃疡，好发于青壮年，常反复发作。中医称本病为"胃脘痛"等，由于长期饮食不节或精神刺激，致肝胃不和，脾胃不健，胃气郁滞而成。主要表现为长期性、周期性和节律性中上腹疼痛、嗳气、反酸等，且症状以进食后加重为特点，结合症状用 X 线钡餐或纤维胃镜可诊断。本病可并发大量出血、幽门梗阻、急性穿孔及葫芦胃等。耳郭视诊可在胃、十二指肠区见到点状白色，边缘红晕。可探测到敏感点。

【治疗方法】

1. 取穴

主穴：胃、十二指肠、交感、肺、脾。配穴：神门、皮质下、胰胆。

2. 方法

（1）毫针法：主配穴皆用。在敏感点进针，用平补平泻手法，每日 1 次，每次一侧耳穴，留针 30 分钟，两耳交替，10 次为一个疗程。

（2）压丸法：取穴同毫针法。将王不留行籽贴压固定，每天按压 3~5 次，每次一侧耳穴，每穴按压 30 下，每隔 2~4 天按压另一侧耳穴，10 天为一个疗程，疗程间休息 10 天。

（3）埋针法：取穴同压丸法。将揿针埋入敏感点，每日轻按所埋揿针 2 次，每次每穴按压 10 下，10 次为一个疗程，疗程间休息 10 天。

【按语】

王忠等曾用耳针治疗消化性溃疡 124 例，痊愈 32 例，显效 36 例，有效 42 例，无效 14 例，有效率 88.7%。自贡市耳针协作组曾用耳针治疗消化性溃疡 58 例，痊愈 12 例，显效 16 例，有效 22 例，无效 8 例，有效率 86.2%。［耳针，上海科学技术出版社，1984］

笔者曾用压丸法和埋针法治疗消化性溃疡 36 例，经观察认为，耳穴治疗消化性溃疡疗效明显，尤以止痛作用更为显著。其作用原理是通过调节大脑皮层、自主神经、迷走神经及胃、十二指肠功能，使胃液中的蛋白酶和盐酸得到稀释或中和，从而保护胃及十二指肠局部黏膜免受自体消化。

十六、胃肠道功能紊乱

【概述】

胃肠道功能紊乱又称胃肠神经官能症，是以胃肠分泌与运动功能障碍为主的全身性疾病，多见于青壮年，以女性发病率为高。中医称本病为"梅核气""胸痛""噎气"等，由情志不遂、肝郁气滞、思虑过度，肝胃之气郁结而成，多与七情有关。主要表现为失眠、头痛、健忘、忧虑、嗳气、厌食、腹胀、餐后腹泻等，病情迁延，经年累月，表现出持续性和反复发作性。经各种排除器质性疾病的鉴别诊断后，可予确诊。耳郭视诊可在相应症状的部位见到片状白色。可探测到敏感点。

【治疗方法】

1. 取穴

主穴：相应部位、神门、交感、皮质下、心。配穴：肝、肾上腺、枕、胰胆、脾。

2. 方法

（1）毫针法：主穴皆取，配穴选 2~3 穴。找准敏感点进针，用强刺激法，每日 1 次，每次一侧耳穴，留针 30~60 分钟，中间行针 1 次，两耳交替，10 天为一个疗程。

（2）压丸法：取穴同毫针法，将王不留行籽贴压固定，每天按压 3 次，每次一侧耳穴，每次每穴按压 30 下，隔 2~3 天换贴按压另一侧耳穴，10 天为一个疗程。

（3）电针法：取穴同毫针法。可在毫针法基础上，每次在一侧耳选 2~3 对耳穴行电针法，以相应部位（如胃、大肠）及主穴针柄上接电针输出线的负极，在相距负极较远的配穴针柄上接正极（图 10-19），用疏密波，频率为 20Hz，电流强度以患者能耐受为度，留针 20~30 分钟。每日或隔日治疗 1 次，两耳交替，10 次为一个疗程。

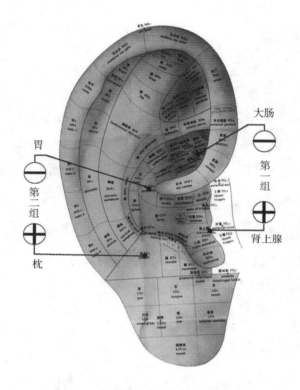

图 10－19　胃肠道功能紊乱耳穴电针法

【按语】

杨兰绪等曾用压丸法治疗胃神经官能症 5 例，均痊愈。[耳穴压丸疗法，江苏科学技术出版社，1991]

笔者临床曾治疗胃肠道功能紊乱 36 例，其中痊愈 12 例，显效 19 例，有效 3 例，无效 2 例，总有效率为 94.4%。临床分析认为，耳穴治疗本病主要是通过调节高级中枢神经、自主神经，使机体应激能力增强。治疗期间还应重视身体的内在刺激因素，注意饮食调适，尽可能避免常服泻药和灌肠。

十七、便秘

【概述】

粪便在肠腔内滞留过久，内含水分过量吸收，以致粪质过于干燥坚硬，正常的排粪频率消失，称为便秘。中医对本病也称"便秘"，认为是由胃肠热滞郁结，阴虚病久，或年老精血不足，或发汗、利小便太过，或产妇气血未复所致。主要表现为大便干结，排便费力，排便间隔超过48小时，而且排时欲便不畅等。结合病史，虽不难诊断，但需推究引起便秘的病因。耳郭视诊可在大肠、小肠区见到点片状白色或丘疹，或糠皮样脱屑。可探测到敏感点。

【治疗方法】

1. 取穴

主穴：大肠、直肠、臀、胃、脾。配穴：皮质下、肺、十二指肠、缘中、内分泌、耳尖、腹、交感。

2. 方法

（1）毫针法：主穴皆取，配穴选3~4穴。在敏感点进针，实证用泻法，虚证用补法，留针60分钟，中间行针2次。每日1次，每次一侧耳穴，两耳交替，10次为一个疗程。

（2）放血法：主穴皆取，配穴取耳尖穴。用毫针点刺，出血后挤压，放血少量，每日1次，每次一侧耳穴，两耳交替，10次为一个疗程，该法适用于实证和痉挛性便秘者。

（3）压丸法：取穴同毫针法。将王不留行籽贴压固定，每天取一侧耳穴，虚证和弛缓性便秘用轻揉补法，实证和痉挛性便秘用强刺激对压手法。每天按压3次，每次每穴按压30下，两耳交替，10

天为一个疗程。

【按语】

河南中医学院王民集等曾用耳穴压丸法治疗便秘 30 例，取大肠、臀（便秘点）、直肠，热秘加耳尖放血，气秘加肝，虚秘加脾、心，冷秘加脾、肾。双耳交替贴压，1 周更换 1 次。结果：治愈 14 例，显效 7 例，有效 6 例，无效 3 例。［中医杂志，1988，29（5）：37］

宋君惠曾用压丸法治疗便秘 53 例，以辨证施手法。结果：痊愈 12 例，显效 24 例，有效 12 例，无效 5 例，总有效率 90.6%。［中国针灸，1987，7（4）：14］

笔者曾治疗本病，临床观察认为耳穴疗法主要对功能性便秘有较好疗效，是因大小肠和直肠均受自主神经控制，调节后功能增强，大肠腑气疏通，便秘自能复常。在治疗的同时，应注意养成良好的饮食习惯，增加含纤维素多的蔬菜与水果，并坚持体育锻炼、提肛肌锻炼，尽可能不要随便自服泻药。

十八、腹泻（附婴儿腹泻）

【概述】

腹泻是排粪便次数比平时增加，便质稀薄或含水量增多，有时含脂肪或未消化物或脓血黏液的一种常见症状。中医称本病为"泄泻"，多因内伤所致，并有湿、寒、食、热、虚泻之分。主要表现为大便次数增多，便质稀薄或呈水样等，并有急、慢性之别。由于本病的发病原因较为复杂，所以需参考病史、症状、体征，并结合相应的理化检查才能确诊。临床可分为胃源性、肠源性、内分泌紊乱性、功能性腹泻。耳郭视诊可在大肠、小肠区见到充血、红润、有光泽脂溢或点片状暗红。可探测到敏感点。

【治疗方法】

1. 取穴

主穴：大肠、小肠、胃、脾。配穴：肾、皮质下、三焦、胰胆、耳尖、内分泌、神门。

2. 方法

（1）注射法：主穴皆取，配穴选2～3穴。药用当归注射液，每次取一侧耳穴，每次每穴注入0.1mL，每日1～2次，两耳交替，7天为一个疗程。

（2）压丸法：此法适宜慢性腹泻，选穴同注射法。将王不留行籽贴压固定，每天按压3～4次，每次每穴按压30下，每次一侧耳穴，两耳交替，7天为一个疗程。

（3）耳灸法：取穴同压丸法。用卫生香对准所选耳穴敏感点施灸，用雀啄灸法，灸至耳郭局部充血发红为度。每天1次，每次一侧耳穴，两耳交替，7天为一个疗程。

【按语】

吴德秀曾用毫针法治疗腹泻50例，一般留针时间为24～48小时，经1～2次治疗后，均显佳效。[湖北中医杂志，1985，（5）：51]

海南人民医院儿科曾用耳针治疗小儿中毒性消化不良症61例，经最短2天，最长6天治疗，除3例中断治疗外，其余58例均治愈。

笔者曾用压丸法治疗腹泻32例，其中急性13例，慢性19例，总有效率为90.62%。笔者认为通过刺激耳穴治疗腹泻，是在抗感染、抗过敏、抗炎作用的基础上，调整了胃肠蠕动，增强了胃及大小肠的吸收和排泄功能，并为肠黏膜的康复创造了有利条件。该治法对婴儿肠道紊乱综合征、非感染性腹泻也具有较好疗效，但应注意若腹泻频繁有脱水现象者，应及时输液以补充水分，并进一步观察治疗。

【附】婴儿腹泻

婴儿腹泻是由不同原因引起，并以腹泻为主的胃肠道紊乱综合征，根据病因分为感染性和非感染性（旧名称为婴幼儿单纯性消化不良）两类。

本病的取穴和治疗方法，与成人的腹泻基本相同。

笔者曾用耳灸法配合体穴（长强穴：督脉经穴，位于脊骶端，在尾骨尖端与肛门连线之中点处）施悬灸法，治疗婴儿腹泻 39 例，其中感染性 6 例，非感染性 33 例，均获满意疗效。

十九、食欲不振（厌食）

【概述】

食欲不振，又称厌食，是常见的临床症状。中医称本病为"厌食""食欲差""纳差"等，由思虑过度，情志不遂，饮食不节，肝病及脾病造成脾胃不和，脾虚不能健运，胃弱不受纳谷等所致。主要表现为不思饮食，无饥饿感，甚至厌恶进食。依据症状，询问病史，结合针对性的相关检查，可作出病因诊断。耳郭视诊可在胃、脾穴区见到片状白色，无光泽或有凹陷。可探测到敏感点。

【治疗方法】

1. 取穴

主穴：胃、胰胆、脾、十二指肠、内分泌。配穴：心、皮质下、小肠、神门。

2. 方法

（1）埋针法：主穴皆取，配穴据症状选穴2～3个。在敏感点埋入揿针，并用橡皮膏固定，用平补平泻手法按压。每次一侧耳穴，隔2～3天换埋1次，两耳交替，6天为一个疗程。

（2）注射法：主穴取胃、胰胆、脾，配穴取1～2个，药物用维生素B_{12}注射液（1mL：0.5mg），每穴注入药液0.1mL，每日1次，每次选一侧耳穴，两耳交替，5次为一个疗程。

（3）按摩法：取穴同埋针法。每穴用拇指、食指对压揉按30下，每天2次，每次一侧耳穴，两耳交替，7天为一个疗程。小儿患者可同时配合挑刺"四缝穴"（奇穴：食、中、环、小四指掌面近侧指骨关节横纹中点穴）（图10－20）。挑刺法是在消毒局部皮肤后，用消毒好的挑针挑刺"四缝穴"，挤出黄白色黏液，并用消毒干棉球擦净。每次取单侧手穴，左右手交替挑刺，至挑刺后无黄白色黏液挤出为止。

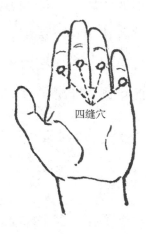

图10－20　四缝穴位置

【按语】

河南省卢氏县中医院张耕田等曾运用耳压法治疗本病172例，取穴为胃、脾、肝、皮质下、内分泌、神门、小肠等，并同时设了与消化系统无关穴而治法一样的对照组与治疗组进行了对比观察，结果：治疗组总有效率达97%，对照组有效率仅为6.67%，两组相比治疗组

明显优于对照组。[中国针灸，1990，（4）：14]

笔者曾用按摩法配合挑刺法治疗厌食51例，疗效均满意。笔者认为，耳穴治疗能获佳效是通过调整大脑皮层的兴奋与抑制来改善厌食状态，并在增强胃肠功能的同时，使人体血清钙、磷上升，肠中胰蛋白酶、胰淀粉酶含量增加，因而食欲增进。

二十、肾小球肾炎

【概述】

肾小球肾炎简称肾炎，有急慢性之分。急性者是由感染后变态反应引起双侧肾弥漫性肾小球损害，慢性者除可能与自身免疫因素有关外，也可能继发于其他疾病，往往持续时间在一年以上方可确诊。中医称本病为"水肿""风水"等，认为病因比较复杂，由内伤、外邪引起，与肺、脾、肾三脏关系最为密切，因肺失肃降，脾失健运，肾失气化所致。急性见浮肿、血压升高、血尿、蛋白尿等症状，慢性见腰酸、乏力、蛋白尿、浮肿、高血压等症状，症状结合尿常规检查可诊断。耳郭视诊可在肾、脾、膀胱、内分泌穴区见到点、片状红晕，或白色，或暗红色。可探测到敏感点。

【治疗方法】

1. 取穴

主穴：肾、肺、脾、肾上腺、内分泌、皮质下。配穴：膀胱、三焦、腰骶椎。（图10－21）

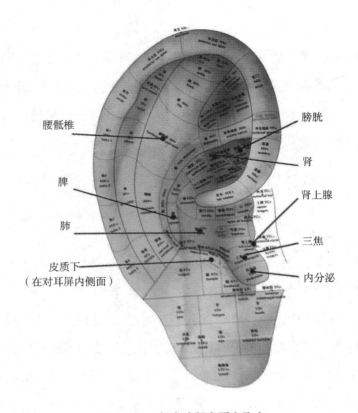

腰骶椎

膀胱

脾

肾

肺

肾上腺

三焦

皮质下
（在对耳屏内侧面）

内分泌

图 10 - 21　肾小球肾炎耳穴取穴

2. 方法

（1）毫针法：主穴皆用，配穴据症状选 2 ~ 3 穴。急性用强刺激法，慢性用弱刺激补法，留针 60 分钟，中间行针 2 次。每天 1 次，每次一侧耳穴，两耳交替，10 天为一个疗程。

（2）压丸法：取穴同毫针法。将王不留行籽贴压固定，急性用泻法，慢性用补法。每隔 2 ~ 3 天换压 1 次，每次一侧耳穴，10 天为一个疗程。

（3）磁疗法：取穴同毫针法，在所选穴敏感点贴压磁珠或磁片。手法同按压法，每周 2 次，每次一侧耳穴，两耳交替，7 次为一个疗程。

（4）耳灸法：主配穴全取。用线香对准敏感点施灸，或用壮医药线施按灸法。每天治疗1次，每次一侧耳穴，两耳交替，10次为一个疗程。本法主要用于慢性肾炎。

【按语】

杨兰绪等曾用耳压法治疗肾小球肾炎17例，发现对肾小球肾炎的症状有改善作用，对消除水肿、降低血压、消除蛋白尿等有较好的效果。[耳穴压丸疗法，江苏科学技术出版社，1991]

笔者临床曾用毫针法治疗过本病15例，通过实验室检查观察随着疗程的增加，尿蛋白、红细胞与管型均可逐渐减少，部分会完全消失，同时发现肾、肺、脾、膀胱留针时间更长疗效更好，一般以100～120分钟为宜。分析后认为，该病与肾、脾、肺三脏关系密切，选对应的三耳穴及相关配穴，在调节免疫功能、抗过敏、抗感染的同时，还可以改善症状，降低血压、消除水肿和蛋白尿，可用于慢性肾炎的辅助治疗。

二十一、遗尿症

3岁以后的小儿，白天或夜间反复有不自主的排尿，称遗尿症。中医称本病为"夜尿症"等，主要病因为肾阳虚弱，下元不固，或肝经郁热致命门之火不能鼓动气化，约束膀胱。主要表现为3岁以上的儿童，每夜一至数次或数日一次于睡眠时不自觉地排尿于床上，排尿后醒来或不醒，非睡眠时小便正常。根据夜间睡眠时不自觉地排尿表现即可诊断。耳郭视诊可在肾、膀胱或肝穴区见到点、片状白色或暗灰色，或点状红晕。可探测到敏感点。

【治疗方法】

1. 取穴

主穴：肾、膀胱、肺、心、肝、皮质下、脾。配穴：缘中、腰骶椎、神门、内分泌、枕、耳中、尿道、耳尖。

2. 方法

（1）毫针法：主穴皆取，配穴据症状选 3～4 穴。用平补平泻法，每次一侧耳穴，留针 30 分钟。每天治疗 1 次，两耳交替，10 次为一个疗程。

（2）耳灸法：取穴同毫针法。用卫生香在所选穴位上施灸，每天 1 次，每次一侧耳穴，两耳交替，10 次为一个疗程，本法适宜肾阳虚及脾肺气虚的患者。

（3）压丸法：取穴同毫针法。将王不留行籽贴压固定，用平补平泻法，每次一侧耳穴，每天按压 3 次。隔 2～3 天换贴按压另一侧耳穴，两耳交替，10 天为一个疗程。

【按语】

王奇钧曾用压丸法治疗小儿遗尿症 103 例。结果：痊愈 16 例，显效 54 例，有效 29 例，无效 4 例。［中国针灸，1987，9（6）：21］

田正美等曾用压丸法治疗遗尿症 64 例，结果：治愈 47 例，显效 9 例，有效 7 例，无效 1 例，总有效率为 98.4%。［陕西中医，1990，（6）：27］

笔者曾治疗 37 例遗尿症，其中原发性 34 例，继发性 3 例，病程为 2～11 年。结果：痊愈 17 例（占 45.94%）；好转 18 例（48.64%）；无效 2 例（5.4%），均为继发性患者；总有效率 94.58%。笔者认识到，对于遗尿症属器质性病变者需进行病因治疗。耳穴疗法适合遗尿症属功能性病变者，通过刺激信息影响了排尿中枢及相关外周神经的功能动态，在交感和副交感神经的双重作用下，使膀胱的自主排尿机能得到恢复。

二十二、尿频

【概述】

尿频是指小便次数明显增加，甚则一日数十次的一种症状，可由多种疾病引起。中医称本病为"小便数""溲数""小便稠数"等，由膀胱湿热、肾阴亏虚、肾气不固、肺脾气虚、肝气郁结而致，主要因肺、脾、肾三脏功能失调，可一脏单独发病，也可多脏相兼为病。主要表现为小便频数，夜间超过 3 次以上，白天超过 5 次以上，较正常情况次数明显增多者等。临床除功能性尿频外，慢性肾炎、膀胱炎、前列腺增生等疾病也可出现尿频症状。耳郭视诊可在肾、艇角、肺穴区见到阳性反应。可探测到敏感点。

【治疗方法】

1. 取穴

主穴：肾、膀胱、缘中。配穴：脾、腰骶椎、皮质下、神门、内分泌、肾上腺、三焦。

2. 方法

（1）毫针法：主穴皆取，配穴每次选 2～3 穴。肾穴用轻捻转补法，余穴用强刺激泻法，留针 30 分钟。每天治疗 1 次，每次一侧耳穴，两耳交替，10 次为一个疗程。

（2）压丸法：取穴同毫针法。将王不留行籽贴压固定，每天按压 3～4 次，每次一侧耳穴，每次每穴按压 30 下，2～3 天换贴按压另一侧耳穴，7 次为一个疗程。

（3）磁疗法：取穴同压丸法，在敏感点压磁珠或磁片。5~7 天治疗 1 次，每次一侧耳穴，两耳交替，7 次为一个疗程。

【按语】

张忠和曾用耳穴埋针法治疗尿频 12 例，痊愈 6 例，症状减轻 5 例，无效 1 例。[中医杂志，1962，（11）：29]

许瑞征等曾用毫针法或压丸法治疗尿频 15 例，痊愈 8 例，好转 5 例，无效 2 例。[耳针研究，江苏科学技术出版社，1982]

笔者用压丸法治疗本病认识到，小便频数治疗应在病因治疗基础上进行。所用耳穴都是为了补脾肺、益肾气、通调水道，是通过调节脑垂体、大脑皮层、内分泌系统，使肾和膀胱的功能及抗利尿作用增强而获效。

二十三、单纯性肥胖症

【概述】

因进食热量多于人体消耗量，能量以脂肪形式储存于体内，排除了继发于神经、内分泌和代谢障碍等疾病所产生的肥胖，体重超过标准体重20% 或体重指数 [体重（kg）/身高^2（m^2）] 大于24 者，称为单纯性肥胖症，女性多于男性，可发于任何年龄，近年青少年发病率有增高趋势。中医没有"肥胖症"病名，但认为发病是由嗜食膏粱厚味，喜坐多卧，好逸恶劳所致，其发生与脾、胃、肾三脏功能失调及先天禀赋有关。中重度者常有少动喜卧、嗜睡、疲乏、胃纳亢进、便秘腹胀等表现。经各类理化检查鉴别，结合体重及症状可确诊。耳郭视诊可见耳郭亦明显肥厚。

【治疗方法】

1. 取穴

主穴：胃、内分泌、屏尖、口、三焦、上屏、神门。配穴：大肠、小肠、脾、肾、皮质下、缘中、肺。（图10－22）

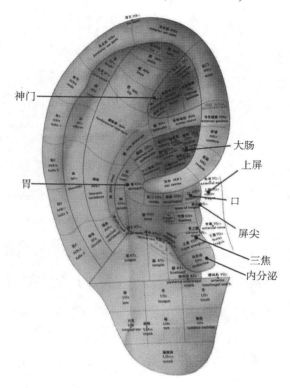

图10－22　单纯性肥胖症耳穴部分取穴

2. 方法

（1）埋针法：主穴皆取，配穴据症状选3～4穴。每次一侧耳穴，埋揿针用医用胶带固定，两耳交替，每隔3～6天换1次（夏天3天，冬天6天）。

（2）压丸法：取穴同埋针法。将王不留行籽贴压固定，每天按压3～5次，每次每穴按压30下。每次贴一侧耳穴，两耳交替，隔日换贴 1 次，10 次为一个疗程。

（3）磁疗法：取穴同埋针法。在所选穴贴压磁珠或磁片，每次一侧耳穴，两耳交替，隔日换贴另一侧耳穴，10 次为一个疗程。

【按语】

徐彬等曾用耳穴埋针减肥 350 例，取肺、脾、胃、内分泌、神门穴。4 天埋针 1 次，7 次为一个疗程。结果：体重下降 3～5kg 者 115 例，下降 6～10kg 者 78 例，下降 11～15kg 者 26 例，下降 16kg 以上者 14 例，无效者 117 例，有效率 66.57%。［中国针灸，1984，（6）：17］

笔者曾用压丸法治疗单纯性肥胖症 41 例，经观察认为耳穴减肥具有简便、易被人接受、疗效肯定等优点，但减肥的关键是控制饮食、保持大便通畅及坚持治疗。耳穴施法是通过调节下丘脑–神经肽通路实现瘦素的中枢作用，并使胃肠功能增强，从而达到抑制食欲，促进代谢物排泄，有利湿、化脂、降浊的效果。期间若能配合少进食高脂肪、高糖食物，并坚持体育锻炼，可提高疗效。

二十四、甲状腺功能亢进症

【概述】

甲状腺功能亢进症（简称"甲亢"），是指甲状腺功能过于活跃、分泌甲状腺激素增多所致的常见内分泌疾病，多在遗传基础上因精神刺激等应激因素诱发自体免疫反应而发。中医称本病为"气瘿""瘿病"等，认为与情志和体质因素有关，由肝气郁结、痰瘀互阻、肝火伤阴、脾失健运、心阴不足、肝肾阴亏而致。主要表现为高代谢症候群、神经心血管系统兴奋性亢进、甲状腺肿大、突眼等，部分患者会出现累及肝、肾、心、脾多脏器的症状，骨骼肌、心肌等可能会出现浸润表现。实验室 T_3、T_4 检查可助诊断。耳郭视诊可在内分泌穴及耳甲腔见到油润。可探测到敏感点。

【治疗方法】

1. 取穴

主穴：颈椎、颈、内分泌、神门。配穴：肝、肾、心、肾上腺、脾、缘中。

2. 方法：

（1）毫针法：主穴皆取，配穴据症状选 2 ~ 3 穴。用强刺激法，每日 1 次，每次一侧耳穴，留针 30 ~ 40 分钟，两耳交替，10 次为一个疗程，疗程间休息 5 天。

（2）压丸法：取穴同毫针法。将王不留行籽贴压固定，每天按压 3 ~ 4 次，每次每穴按压 30 下，两耳交替，10 天为一个疗程，疗程间休息 5 天。

（3）磁疗法：取穴同压丸法。在穴区敏感点上贴压磁珠或磁片，在颈椎穴耳郭背面再贴一粒磁珠，每次一侧耳穴，隔日换贴另一侧耳穴，两耳交替，10 次为一个疗程，疗程间休息一周。

【按语】

侯顺发曾用压丸法治疗甲亢获得满意疗效。摘其中病例 1 例：赵某，女，32 岁，农民。患者因颈部粗大，并有头昏、心慌气短等症状，经某医院确诊为甲状腺功能亢进症而来院治疗。检查：眼裂增宽，眼球外突，两侧甲状腺弥漫性肿大，局部可触及震颤，心率 100 次/分钟，舌质红，脉细数。用耳穴压丸法，取耳穴颈椎、甲状腺、内分泌、神门。4 天后复诊，甲亢症状基本消失，可骑自行车往返 15km 不觉心慌气

短。4 个月后复诊，基本痊愈。[赤脚医生杂志，1977，(9)：20]

笔者曾用压丸法治疗甲亢 18 例，均获得较好疗效。临床认为，对甲亢的治疗，现代医学虽已有丰富经验，但耳穴施术是通过调节甲状腺功能及人体应激能力起作用，并未发现不良反应。

二十五、糖尿病

【概述】

糖尿病是一种常见的有遗传倾向的内分泌代谢疾病，有原发性和继发性之分，各种年龄均可发病，多见于 40~60 岁者。中医称本病为"消渴"，并分为上、中、下三消，认为主要与肺、脾、肾三脏密切，其病因与多食肥甘及精神因素有关，发病原理是热灼津伤所致。主要表现为多饮、多尿、多食、消瘦、乏力、失眠、肢酸、皮肤干燥和瘙痒等。实验室检查是主要诊断依据。本病有并发症者，可见糖尿病性血管病变、肾病变、腿部病变、神经病变、皮肤病变等相应症状。耳郭视诊在无症状期可于胰胆、内分泌穴区见到肿胀、颜色稍白，症状期可见颜色稍红。可探测到敏感点。

【治疗方法】

1. 取穴

主穴：内分泌、胰胆、缘中、三焦。配穴：脾、肺、肾、肝、胃、神门、肾上腺、耳中、膀胱。

2. 方法

(1) 毫针法：主穴皆取，配穴根据症状选择 4~6 穴。在敏感点进针，用平补平泻手法，每天治疗 1 次，每次一侧耳穴，留针 30 分钟。两耳交替，10 次为一个疗程，疗程间休息 5 天。

（2）压丸法：取穴同毫针法。在敏感点贴压王不留行籽固定，并用轻揉按摩法，每天按压 3～5 次，每次每穴按压 30 下，每次一侧耳穴，两耳交替，10 次为一个疗程，疗程间休息 5 天。

（3）注射法：用于胰岛功能减退者，将 50μ 的胰岛素粉针剂溶于 2mL 生理盐水中。选穴同毫针法，每穴注入 0.1mL，剩余药液注入双侧三阴交（内踝高点上 3 寸处）（图 10 - 23），每周注射 2 次，10 次为一个疗程，疗程间休息 7 天。

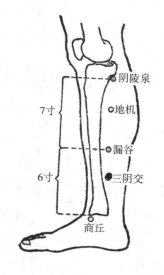

图 10 - 23　三阴交位置

【按语】

许瑞征曾用耳针治疗糖尿病。结果显示对糖尿病引起的烦渴、神疲、头晕等自觉症状效果显著，对多发性毛囊炎、皮肤瘙痒症等并发症收效较快。对轻型糖尿病患者疗效较好，经 5～6 次治疗尿糖可逐渐减少或转微量，空腹血糖控制较慢，重型患者效果较差。［耳针研究，江苏科学技术出版社，1982］

龙文君等曾用耳针治疗糖尿病 25 例。结果：显效 6 例，良效 6 例，好转 8 例，无效 5 例，总有效率为 80%。［中西医结合杂志，1989，9（11）：665］

笔者曾用压丸法配合降糖饮（自拟中药方：生地黄 30g，黄芪 30g，玉竹 20g，黄精 15g，黄连 6g，柴胡 9g，郁金 15g，玄参 20g，地骨皮 15g，麦冬 15g，山药 15g，白术 10g，每日 1 剂，水煎服）治疗糖尿病 51 例，获得较满意的疗效。临床体会到，耳穴疗法可调节人体水液，糖代谢及胰岛功能，并可增强抗病、抗感染能力，是一种治疗糖尿病较为理想的方法。为了巩固疗效，还需坚持配合科学的饮食习惯、适合自己的锻炼方式及心理调适。

二十六、更年期综合征

【概述】

更年期综合征系妇女在自然绝经前后，或因手术切除子宫、卵巢或放射治疗等原因丧失卵巢功能后，在一段时间内所出现的以自主神经系统功能失调为主的症候群，也称为"绝经期综合征"。男性到一定年龄后由于内分泌失调，雄性激素分泌缺少或精神压力过大，也会发生更年期综合征。一般男性在50岁左右（生殖功能减退时），女性在45岁左右。中医无此病名，认为是由肾气衰退，阴阳失调所致。主要表现为潮红烘热、情绪不稳、记忆减退、耳鸣等，男性可出现血压波动、性功能衰退等。经鉴别诊断，根据精神神经症状、血管舒张症状不难确诊。耳郭视诊可在肾、内分泌、内生殖穴区见到皱褶，色暗红。可探测到敏感点。

【治疗方法】

1. 取穴

主穴：肾、内生殖器、内分泌。配穴：情绪不稳加神门、心、皮质下，心悸加心、小肠，血压偏高加耳背沟、角窝上、角窝中、耳尖，烘热、多汗加交感、肺、面颊，头晕目眩加肝、枕、结节，轻度水肿加三焦、脾，记忆减退加皮质下、心、缘中，耳鸣加内耳、外耳、耳中、肾上腺，恶心呕吐加胃、枕、神门。（图10-24）

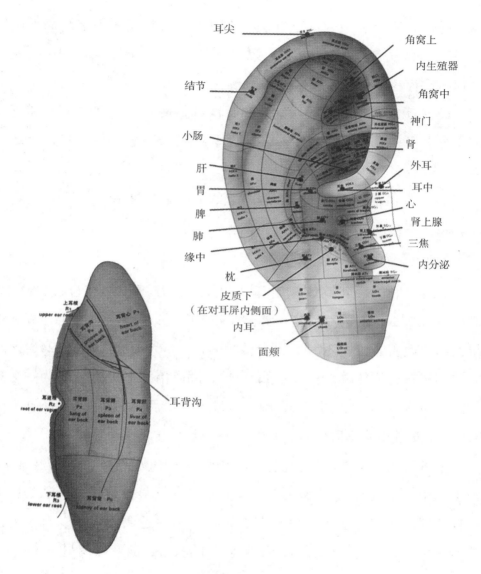

图 10 – 24 更年期综合征耳穴取穴

2. 方法

（1）毫针法：主穴皆取，配穴依法选用。在敏感点进针，行平补平泻法，每天针刺一侧耳穴，留针 30 ~ 60 分钟。两耳交替，10 天为一个疗程，疗程间休息 7 天。

（2）压丸法：取穴同毫针法。将王不留行籽贴压固定，每天按压3~5次，每次每穴按压30下，隔日治疗1次。两耳交替，10天为一个疗程，疗程间休息5天。

（3）磁疗法：取穴同压丸法。每次选一侧耳穴，在耳前面和背面穴用异名极相对应各贴磁片1块，两耳交替，3~5天换贴1次，10次为一个疗程，疗程间休息10天。

（4）放血法：对精神神经症状较重者，可配结节、耳尖点刺放血。每天一侧取1穴，两穴轮流。

【按语】

W. G. 华格垃列克等曾用耳针加体针治疗更年期综合征260例，其中女性252例，男性8例，每天针刺1次，8~15天为一个疗程。结果：明显改善者占61.6%，部分改善者占29.6%，无效占9.24%。

刘楫帆曾用压丸法治疗本病50例，隔日治疗1次，14日为一个疗程。经2个疗程后，显效38例，有效8例，无效4例，总有效率为92%。[安徽中医学院学报，1988，7（3）：40]

笔者曾用压丸法和放血法治疗79例，其中女性70例，男性9例，经15~40次治疗，除5例无效外，其余均获明显疗效。分析认为，根据症状组配耳穴施法治疗更年期综合征，可通过调节卵巢、自主神经功能及性激素水平，达到"阴平阳秘"的状态，故获效明显。

二十七、白细胞减少症

【概述】

当周围血白细胞低于$4.0 \times 10^9/L$，称为白细胞减少症（主要是中性粒细胞减少）。中医称本病为"心脾两虚""血虚""虚火上炎"

等。主要表现有乏力、低热等全身症状，也可伴有口腔炎、中耳炎、肺炎等继发感染。其临床表现多与这些感染疾病有关。依据化验结果（周围血白细胞低于 $4.0 \times 10^9/L$），结合临床表现，可明确诊断。耳郭视诊可在心、脾及症状相应穴区见到小片白色，伴有炎症时可见周围有红晕。可探测到敏感点。

【治疗方法】

1. 取穴

主穴：心、耳中、肝、脾。配穴：肾、内分泌、肾上腺。

2. 方法

（1）毫针法：主配穴皆取。耳中穴行平刺，肝、脾两穴行斜刺，余穴行直刺，用补法，留针30分钟。每天1次，每次取一侧耳穴，两耳交替，10天为一个疗程，疗程间休息7天。

（2）压丸法：取穴同毫针法。将王不留行籽贴压固定，每天按压3次，每次一侧耳穴，每穴按压30下，用补法。隔2日换贴按压另一侧耳穴，10次为一个疗程，疗程间休息7天。

（3）注射法：取主穴，药物用当归注射液。每穴注入药液0.1mL，每次一侧耳穴，隔日注射另一侧耳穴，10次为一个疗程，疗程间休息7天。

【按语】

王忠曾用耳针治疗白细胞减少症14例。其中痊愈8例，显效3例，无效3例，总有效率78.6%。 ［耳针，上海科学技术出版社，1984］

李江曾用耳穴按摩治疗白细胞减少症36例，均在施术3次后白细胞计数升至正常水平，经巩固治疗2～3个月后停治，3个月后随访，

病情稳定。[云南中医杂志，1988，9（4）：41]

笔者临床曾用压丸法治疗本病 3 例，经 8～12 个疗程的治疗，均获较好疗效。从中体会到，本病症的治疗一般多采取针对原发病的病因及支持疗法，但不良反应较大，而耳穴治疗是通过调节内分泌系统及自主神经系统功能而使白细胞计数升高，并未发现不良反应。

二十八、血小板减少性紫癜

【概述】

血小板减少性紫癜是出血性疾病中常见的一种，可分为原发性（原因不明）和继发性两类，本节讨论以前者为主，多发于儿童及青年，以女性为多。本病有急慢性之分，以后者为多，中医认为，急性者多由热毒内伏营血，或阳明胃热炽盛，火热伤脉，迫血溢出常道，而发为紫癜，慢性者多为脾肾两脏为主的虚损和阳亏所致。曾有中医学家称本病为"紫风""葡萄疫"。急性型起病急，有严重的皮肤黏膜出血或血肿等；慢性型起病缓，可有持续性出血和反复发作等。化验室检查并结合病史可明确诊断。耳郭视诊可在脾、肝、心穴区见到小片状红晕或暗红色。

【治疗方法】

1. 取穴

主穴：肾上腺、耳中、脾、肝。配穴：内分泌、肺，急性型加胃、心、耳尖，慢性型加肾。

2. 方法

（1）毫针法：主配穴皆取。耳中穴行横刺（沿皮内刺），肝穴用斜刺，透刺至胰胆穴，脾穴行斜刺，其他穴行直刺。急性型用泻法，留针 60 分钟；慢性型用补法，留针 30 分钟。每次一侧耳穴，两耳交替，隔日治疗 1 次，10 次为一个疗程（图 10 – 25）。

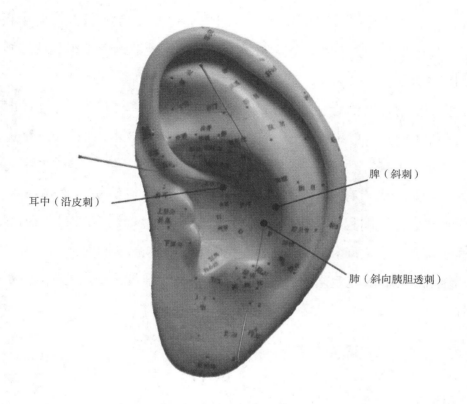

脾（斜刺）

耳中（沿皮刺）

肺（斜向胰胆透刺）

图 10 – 25 血小板减少性紫癜耳穴针刺图示

（2）压丸法：取穴同毫针法。用王不留行籽贴压固定，急性型用泻法，慢性型用补法。每天按压 3 次，每天一侧耳穴。每隔 2 ~ 3 天换另一侧耳穴贴压，10 次为一个疗程。

（3）磁疗法：取穴同毫针法。在所选穴的前面和背面贴异名极磁片各 1 片并固定，每次贴一侧耳穴，两耳交替，3 ~ 5 天换贴 1 次，10 次为一个疗程。

【按语】

解放军总医院新医科曾用耳针治疗血小板减少性紫癜10例，多数患者自觉症状明显改善，鼻和皮下组织出血停止，紫癜消失，血小板有不同程度上升，部分患者恢复正常。［医疗经验汇编，中国人民解放军总医院四部，1971］

王忠曾用耳针治疗血小板减少症25例，其中痊愈17例，显效5例，无效3例，有效率为88%。［耳针，上海科学技术出版社，1984］

笔者曾用毫针法治疗10例血小板减少性紫癜，经1~2个疗程的治疗，自觉症状均有明显改善，鼻和皮下组织出血停止，紫癜消失，血小板数量有不同程度上升，4例患者恢复正常。分析认为耳穴疗法是通过调节人体免疫和内分泌获效。另在注意休息的同时，可让患者每天食用50~80g花生米（带皮），起到抑制纤维蛋白溶解的辅助治疗作用。

二十九、戒断综合征

【概述】

戒断综合征是指戒烟或酒，或者其他可成瘾的毒品后出现的乏力、全身不适、头痛、手足无措、心慌不宁、精力不集中，甚至流涎、恶心等一系列症状。中医学认为吸烟饮酒过度主要会损伤肺、肝、心、胃等脏腑，临床多见相关症状，如咳喘、乏力、气喘为伤肺所致，心神不宁等为伤心所致，头痛、头晕为伤肝所致，流涎、口干是伤胃所致等。出现症状若再给予吸烟、饮酒后，症状立即消失，即可明确诊断，但对吸毒成瘾症状不能通过给予毒品诊断。耳郭视诊可见多穴反应点，但无诊断意义。

【治疗方法】

1. 取穴

主穴：神门、皮质下、肺、内分泌。配穴：胃、肝、心、肾上腺。

2. 方法

（1）毫针法：主穴皆取，配穴选 2~3 穴。用强刺激泻法，每天治疗 1~2 次，每次一侧耳穴，留针 40~60 分钟。两耳交替，10 天为一个疗程，疗程间休息 5 天。

（2）压丸法：取穴同毫针法。寻准敏感点后贴压固定，每取一侧耳穴，用泻法按压，每天 3~4 次，每次每穴按压 30 下，隔 3 天换贴按压另一侧耳穴，5 次为 1 个疗程，疗程间休息 5 天。

（3）埋针法：取穴同毫针法。找准敏感点埋入揿针并固定，在吸烟饮酒"瘾"发作而不适时，可按压耳穴，直至症状消失。隔 3 天换埋另一侧耳穴，5 次一个疗程，疗程间可休息 5 天。

【按语】

孙申田、于致顺曾用耳穴埋针法戒酒 38 例。结果痊愈 20 例（均是主观有戒酒要求，能主动配合，但见酒又不能自控者），好转 7 例，无效 9 例。总有效例数 27 例，占 71%。[中国针灸，1986，6（5）：4]

龙文君等用压丸法治疗吸烟戒断综合征 92 例（均是主观要求戒烟者）。多数经戒断治疗 1 次后吸烟数量减少至原来的 1/3~1/2，治疗 2 次后减少 4/5，3 次后基本戒断，并无其他不适，总有效率为 100%。[甘肃中医学院学报，8（1）：37]

笔者曾用压丸法治疗吸烟戒断综合征 18 例，一般治疗 3 次后显效。经分析认为，戒断综合征是长时间较大量对烟、酒或可成瘾品的依赖，致下丘脑神经细胞损害，不断地发出病态样"索取"指令，表现为机体某些功能发生紊乱，并出现行为和做人的标准下降等精神障碍。耳穴治疗可通过调整其脏腑和神经及内分泌系统功能，增加机体应激能力而显效。

三十、老年性骨质疏松

【概述】

老年性骨质疏松主要是因性激素水平低下，蛋白合成性代谢刺激减少所致，男性55岁后，女性绝经期后易发。中医称本病为"骨痿""骨痹"等，属于本虚标实类疾病，为肾虚（肾藏精，精生髓，髓养骨，故骨者肾之合也。髓者，肾精所生，精足则髓足，髓在骨内，髓足则骨强），脾胃失职，又兼老年脉络瘀阻而致。主要表现为周身骨痛、乏力、疼痛，以脊椎及骨盆压痛为主，登楼或体位改变时尤甚，有机体活动障碍的表现。临床表现以及必要的内分泌机能测定和相关物理检查可诊断。耳郭视诊可在肾、脾、内分泌穴区见到点状或片状白色或红晕。可探测到敏感点。

【治疗方法】

1. 取穴

主穴：肾、脾、胃。配穴：肺、内分泌、相应部位穴、胸椎、腰骶椎。

2. 方法

（1）毫针法：主穴皆取，配穴据症状选2～3穴。用平补平泻手法，留针60分钟。每天治疗1次，每次一侧耳穴，两耳交替，10次为一个疗程。

（2）压丸法：取穴同毫针法。将王不留行籽贴压固定，每天按压

3 次，每次一侧耳穴，每穴按压 30 下。3 天换贴按压另一侧耳，5 次为一个疗程。

（3）磁疗法：取穴同毫针法，在耳前耳后各贴压 1 粒磁珠。用轻揉按摩手法，每次一侧耳穴，隔日换贴按压另一侧耳穴，10 次为一个疗程。

【按语】

对老年性骨质疏松症采取耳穴疗法，可补肾壮骨、健运脾胃、疏通经络、调和阴阳。在提高机体免疫功能，双向调整激素水平，促进骨形成，降低骨转换率，纠正骨代谢负平衡状态等作用下，实现对本病的防治效果。笔者结合临床上用磁疗法治疗老年性骨质疏松的经验认为，如患者能结合自己的爱好，坚持适当体育锻炼，保持合理膳食，疗效会更加明显。对周身骨痛等症状较重者，可配合六味地黄丸加骨碎补（中草药饮片）15g，水煎，每日分 2 次口服。

三十一、原发性多汗症

【概述】

原发性多汗症是指对称或不对称地见于身体两侧或单侧比较局限的部位多汗，在受热、精神紧张、情绪兴奋或吃刺激性食物时更为明显，而神经系统的其他功能完全正常的一种现象，多认为是因中枢神经功能失调而致自主经系统汗腺分泌过度活动的结果。中医认为，"汗"是"津"经蒸变而出于肌表的部分，属"津"的范畴，多汗症与心、肺、肾、膀胱、三焦及卫气有关。主要表现在身体的某一部位，如手、脚、面颊等，有汗下滴、下淌，但神经的其他功能完全正常。通过与中枢或周围神经病变（如脊髓空洞症和灼性神经痛等）鉴别，可助诊断。耳郭视诊可在心、肺穴区见到湿润有光泽。可探测到敏感点。

【治疗方法】

1. 取穴

主穴：相应部位穴、心、皮质下、交感。配穴：内分泌、枕、肾上腺、脾、三焦、膀胱。

2. 方法

（1）毫针法：主穴皆取，配穴每次选 2~3 穴。在穴区敏感点进针，行平补平泻手法，留针 30 分钟，每隔 15 分钟行针 1 次。每日 1 次，每次一侧耳穴，两耳交替，10 次为一个疗程，疗程间休息 5 天。

（2）压丸法：取穴同毫针法。在敏感点贴压固定王不留行籽，行点压法。每日压 3 次，每次每穴按压 30 下。隔 3~5 天换贴按压另一侧耳穴，7 次为一个疗程，疗程间休息 5 天。

（3）埋针法：取穴同毫针法。将揿针埋于穴位敏感点上，用轻刺激按压法。每日按压 3 次，每次一侧耳穴。隔 3~5 天换埋另一侧耳穴，7 次为一个疗程，疗程间休息 5 天。

【按语】

李惠芳曾用毫针法治疗 1 病例。李某，女，17 岁，学生。患者于 1976 年开始出现右面颊部多汗，遇天热、或稍活动后汗出如珠下滴，经药物治疗无效，于 1978 年 8 月 1 日开始接受耳针治疗。取穴：交感、皮质下、心、肺、颊。每天针一侧耳穴，留针 1 小时，两耳交替针刺。治疗 3 次后，患侧出汗见少。治疗 7 次后两颊出汗基本相同，为巩固疗效，治疗至 10 次临床告愈。[云南中医杂志，1980，（4）：40]

贝叔英曾用耳针治疗多汗症 4 例，显效 3 例，好转 1 例。[江苏中医，1960，（8）：28]

笔者曾用耳针治疗多汗症 5 例，显效 4 例，好转 1 例。经观察发现治疗留针时间较长时，疗效会更好，一般留针在 60～90 分钟为宜。分析其获效的原因应是通过调整体液、中枢神经和自主神经及患部汗腺功能而起作用。治疗期间要注重心理调适，少吃刺激性食物。

三十二、肢端动脉痉挛病（雷诺氏病）

【概述】

本病是血管神经功能紊乱所引起的肢端小动脉痉挛性疾病，以阵发性、四肢端对称性、间歇性发白与发绀为临床特点，常由情绪激动或受寒诱发。发病多为女性，初次发病一般不超过 40 岁。中医认为本病因感受寒湿之邪，导致脉络瘀阻、气血瘀滞而发。主要表现为患肢对称性指（趾）端颜色的变化，由苍白转青紫，症状在寒冷时加重，温暖时减轻，患肢常有麻木、灼热、紧缩感等。根据病史及症状可诊断，但要与常见的风湿病、局限性硬皮病、系统性红斑狼疮等疾病引起的"雷诺氏现象"鉴别。耳郭视诊可在趾、指穴区见到点状白色。可探测到敏感点。

【治疗方法】

1. 取穴

主穴：肾上腺、皮质下、患肢相应部位、腰骶椎、脾。配穴：交感、心、肝、肺、肾。

2. 方法

（1）毫针法：主穴皆取，选配穴 2～3 个。在所选穴区敏感点进针，行强刺激手法，留针 60～90 分钟，每隔 30 分钟行针 1 次。每次一侧耳穴，每天 1 次，两耳交替，10 次为一个疗程。

（2）压丸法：取穴同毫针法。将王不留行籽贴压固定，每天按压3次，每次一侧耳穴，每穴按压30下。隔3天换贴按压另一侧耳穴，5次为一个疗程。

（3）耳灸法：取穴同毫针法。用卫生香对准所选耳穴敏感点施悬灸，以耳郭局部充血发红为度。每天1次，每次一侧耳穴，两耳交替，10次为一个疗程。

【按语】

黄丽春曾用耳穴毫针法治疗雷诺氏病25例。取穴：交感、心、肺、皮质下、肝、脾、相应部位、腰骶椎。结果：临床治愈8例，显效8例，有效8例，无效1例。［耳穴诊断治疗学，科学文献出版社，1991］

陈巩荪曾在文章中提到国外用体穴与耳穴配合治疗本病，获得一定疗效，并认为针刺是治疗本病的有效方法之一。［耳针研究，江苏科学技术出版社，1982］

笔者曾用毫针法治疗19例本病，均获较好疗效。分析认为耳针疗法是通过调节自主神经、血管的功能，解除血管痉挛，改善外围血循环，提高皮肤温度，从而达到令本病症状减轻及发作次数减少的效果。

三十三、慢性非特异性溃疡性结肠炎

【概述】

本病是一种原因不明的慢性结肠炎，病变以溃疡为主，多累及远端结肠，亦有遍及整个结肠者。其病因有各种学说，但以精神紧张、神经过敏的因素为主。中医认为本病属"肠风""久泻"等范围，由肝气郁结，致胃失和降，脾失健运；脾胃虚弱，加食生冷，腻滞食物使脾胃受损，致脾胃虚寒等而发。主要表现为腹泻、腹痛及粪便中含脓血和黏液，并有里急后重，便后常获缓解。可依起病急缓、病情轻重、病程长短分为轻型、严重慢性、爆发型三种类型，以轻型多见，据病史、症状、体征和实验室检查可诊断。本病可并发结肠穿孔引起急性弥漫性腹膜炎、结肠假息肉等疾病。耳郭视诊可在大肠穴区见到点或片状红晕。可探测到敏感点。

【治疗方法】

1. 取穴

主穴：肝、脾、大肠、肺。配穴：交感、胃、小肠、内分泌、三焦。

2. 方法

（1）毫针法：主穴皆取，配穴据症状选 1~3 个。在敏感点进针，用平补平泻法。每天治疗 1 次，每次一侧耳穴，留针 40 分钟，中间行针 1 次，两耳交替，10 次为一个疗程。

（2）压丸法：取穴同毫针法。将王不留行籽贴压固定，用平补平泻法，每天按压 3 次，每次一侧耳穴，每穴按压 30 次。隔日换贴按压另一侧耳穴，5 天为一个疗程。

（3）耳灸法：取穴同毫针法。用卫生香或壮医药线，对所选耳穴敏感点施灸，灸至耳郭局部充血发红。每天 1 次，每次一侧耳穴，两耳交替，10 次为一个疗程。

【按语】

张伟化曾治疗溃疡性结肠炎合并高血压 1 例，取得满意疗效。患者李某，男，58 岁，患慢性溃疡性结肠炎（急性发作），有高血压Ⅱ期。经耳穴压丸法治疗一个疗程（10 天，期间未用其他药物）后，血压由 25.5/17.3kPa 降至 （14.0~17.3）／（9.3~10.6）kPa，且大便成形、脓血便消失、食欲增加、精神明显好转。为巩固疗效，继治一个疗程，症状未见复发。[陕西中医，1990，11（7）：292]

许瑞征曾治疗 1 例 42 岁的男性慢性非特异性溃疡性结肠炎患者。取穴：大肠、小肠、三焦、内分泌。用毫针法双耳皆刺，留针 60 分钟后，复在上述诸穴上施灸法 10 分钟。隔日治疗 1 次，共治疗 20 次（2 个疗程），临床治愈。随访 2 年，病情稳定。[耳针研究，江苏科学技术出版社，1982]

笔者曾治疗本病 7 例，均获较好疗效。临床体会：耳穴施法治疗本病，是通过调节自主神经系统及胃肠功能，使肠道血管平滑肌痉挛得到有效缓解，结肠黏膜的水肿、变脆、出血、糜烂及溃疡状况发生减缓和改变。治疗期间还应配合适当休息，并保持良好的饮食习惯。

第三节　神经、精神科疾病

一、神经衰弱

【概述】

神经衰弱是一种常见的神经症，是因大脑皮层兴奋和抑制功能失调引起非器质性病变而导致的自觉症状，属神经症的一种。中医称本病为"郁病""心肾不交""虚损""心悸"等，多由思虑过度，气血亏损，或身体素虚，消耗津液，或心肾不交，水火不济所致。临床症状繁多，且涉及所有器官系统，主要表现为精神疲劳、神经过敏、失眠、疑病、焦虑和忧郁等。结合症状不难诊断。耳郭视诊可在心区见有皱褶，呈圆形，枕或垂前区有点状或片状白色，肾区有片状白色。可探测到敏感点。

【治疗方法】

1. 取穴

主穴：神门、心、肾、皮质下、垂前。配穴：心脾两虚加脾、小肠，心肾不交加肝、肾，心气虚加肝、胰胆，肝郁气滞加肝、三焦，肾阳虚加内生殖器、肾、内分泌、艇角，胃失和降加胃、脾、三焦。

2. 方法：

（1）压丸法：主穴皆取，配穴据症状选2~3个。将王不留行籽贴压固定，用轻揉按压手法，每天按压3~5次，每次一侧耳穴，每穴按压30下，3~5天换贴另一侧耳穴，10天为一个疗程。

（2）磁疗法：取穴同压丸法。用0.05~0.08T的磁珠贴敷耳穴，每次一侧耳穴，3~4天两耳换贴1次，5次为一个疗程。

（3）埋针法：取穴同磁疗法。每次取一侧耳穴，将揿针埋入固定，隔3~5天换埋1次，用强刺激泻法，10次为一个疗程。

【按语】

董玉梅曾用耳穴按压法治疗神经衰弱136例。主穴：心、肾、神门、皮质下，配穴根据症状加穴。用王不留行籽贴压，每日按压3~5次（尤其睡前半小时行按压），5次为一个疗程，经连续治疗2~3个疗程。结果：痊愈20例，显效54例，好转60例，无效2例，总有效率为98.5%。［陕西中医，1990，11（9）：422］

曾卫峰曾以耳尖放血法为主治疗失眠57例，结果：痊愈39例，好转12例，无效6例，总有效率89.4%。［中国针灸，1989，（3）：5］

笔者临床曾治疗神经衰弱82例，按不同的病因病机，采用毫针法或压丸法或磁疗法或放血法，均取得疗效，经2~5个疗程治疗，好转45例，痊愈27例，总有效率为87.8%。经观察认为，应用耳穴压丸法治疗神经衰弱有较好的疗效，整个疗程一般在30～40天。期间须调动患者自觉健康作息和体育锻炼的积极性，并将其纳入正常的生活习惯。

二、单纯性晕厥（血管抑制性晕厥）

【概述】

晕厥是由于大脑一时性广泛供血不足所引起的一种突然发生的、短暂的意识丧失状态，可分为血管舒缩障碍性、心源性、脑源性、血液成分异常性，以血管舒缩障碍（血管抑制性）性为常见，多发于体弱的青年女性。中医称本病为"厥证"，有虚实之分，由肝阳偏旺、气机逆乱、元气素弱、失血过多、忧思悲伤、突变体位导致。主要表现为出现头痛、情绪紧张等诱因之后，即出现头晕、恶心、面色苍白、肢体发软、焦虑等前驱症状，晕厥时血压下降、心率减慢、面色苍白等。据病因结合症状可诊断。耳郭视诊可在缘中、枕区见到点或片状白色，或有片状隆起。可探测到敏感点。

【治疗方法】

1. 取穴

主穴：肾上腺、皮质下、内分泌。配穴：心、肝、肺。

2. 方法

（1）毫针法：主穴皆取，配穴选1～2穴。实证用补法，虚证用泻法。留针40～60分钟，期间每10分钟行针1次。每天1次，每次一侧耳穴，两耳交替，10天为一个疗程。

（2）磁疗法：取穴同毫针法。用磁珠或磁片贴压在耳穴敏感点上。每次一侧耳穴，两耳交替，2～3天换贴1次，5次为一个疗程。

（3）压丸法：取穴同耳针法。在敏感点上压丸，用强刺激泻的手法。每次贴一侧耳穴，2~3 天换贴按压另一侧耳穴，5 次为一个疗程，疗程间休息 5 天。嘱患者每日自行按压 3~5 次。

【按语】

丁育德等曾用耳针治疗单纯性晕厥 2 例，均获明显疗效。如患者王某，女，20 岁，工人。夏天在阳光下行走稍久即感头昏，复与家人争执，情绪激动，初感头昏目眩，不适作呕，继有手足作麻并觉耳鸣，乃至失去知觉。即取耳穴肾上腺、皮质下、内分泌，行毫针法以强刺捻针 2 次，每次 2~3 分钟，留针 30 分钟后起针，患者即刻苏醒，并能独立步行回家。[耳针研究，江苏科学技术出版社，1982]

笔者曾用毫针法和压丸法治疗 11 例本病，均获得明显疗效。分析获效之理，认为用耳穴疗法治疗血管抑制性晕厥，有醒脑开窍、疏通络脉、理顺气机的效果，同时能提高人体应激能力，调整神经系统功能，还可抗休克，解除血管舒张障碍，促进意识恢复，达到使患者快速复苏的效果。

三、血管性偏头痛

【概述】

血管性偏头痛是一种由血管舒缩功能障碍引起的发作性头痛，多发于青春期，呈周期性发作，清晨或白天发病，以女性多见。中医称本病为"头风""偏头风"等，发病常为虚实夹杂，可由风、火、痰、瘀等因素导致，也可由气虚血亏、肝肾不足而致。主要表现为一侧或全头痛，并为搏动性钻痛、钝痛或刺痛，约 1 小时后达到顶峰并转为持续性疼痛，常伴有恶心、呕吐等，亦有数日、数月或一年发作一次，部分女性患者发作与月经期有关。参考病史、家族史，经系统检查无异常即可诊断。耳郭视诊可在枕、颞、额区见到点状红晕，边缘不清，有光泽。可探测到敏感点。

【治疗方法】

1. 取穴

主穴：神门、皮质下、枕、三焦、颞。配穴：肝、内分泌、脑干、胃、肾、心、胰胆、肺。

2. 治法

（1）毫针法：主穴皆取，配穴据症状选3~4穴，用强刺激法。每日1~2次，每次一侧耳穴，留针60分钟，两耳交替，3日为一个疗程。

（2）压丸法：取穴同毫针法。将王不留行籽贴压固定，每次贴一侧耳穴，隔3天换贴按压另一侧耳穴，3次为一个疗程。嘱患者每天按4~5次，用平补平泻手法，每次每穴按压30下。

（3）放血法：选耳背近耳轮处明显血管一根，用切割放血法放血30~40滴；耳郭正面选穴同毫针法，用毫针点刺放血1~2滴。每周治疗1次，3次为一个疗程。

【按语】

刘心莲曾用绿豆贴压耳穴治疗偏头痛43例。男11例，女32例；年龄最小17岁，最大63岁；病程最短1天，最长20年。取神门、皮质下、心、肝、枕、内分泌等穴，将绿豆剪成两半贴压固定在敏感点上，每日轻压3~5次。每隔5~7天治疗1次，5次为一个疗程。结果：治愈18例，有效24例，无效1例，总有效率为97.67%。〔中国针灸，1987，7（2）：8〕

王茅道曾以耳背血管放血为主要疗法治疗神经性头痛220例。7日1次，3次为一个疗程，并提示对女性患者放血量要达每次30滴左右。结果：痊愈148例，显效23例，好转59例，无效31例，总有

效率98.5%。[中国针灸，1987，7（4）：12]

偏头痛的发病机制比较复杂，多认为与脑功能失调有关。笔者临床曾用压丸法和放血法治疗62例，认为耳穴施治获效是两方面起作用：①调节大脑皮层的兴奋与抑制及血管的舒缩功能，缓解大脑皮层紧张状态。②实验证明治后血中P物质含量降低，说明起到了很好的镇痛效应。

四、内耳眩晕病

【概述】

内耳眩晕病又称梅尼埃病，是内耳的膜迷路发生积水，导致出现发作性眩晕等症状的疾病，多发于中年人，初诊以单耳为多，累及双耳者也不少见。中医称本病为"耳眩晕"，由髓海不足、上气不足、寒水上泛、肝阳上亢、痰浊中阻等病因所致，以内伤为主。主要表现为眩晕（呈突发性旋转性眩晕，但神志清楚）、耳鸣、耳聋、头胀满感等，根据症状、听力和前庭功能检查，可明确诊断。耳郭视诊可在内耳穴点见到点状红色，有光泽。可探测到敏感点。

【治疗方法】

1. **取穴**

主穴：内耳、肾、肝。配穴：胃、贲门、外耳、神门、枕、肾上腺、皮质下、脾、三焦、颈椎。

2. **方法**

（1）毫针法：主穴皆取，配穴取2~4个。若头额胀痛、胸闷、痰涎参考加脾、三焦，恶心呕吐加神门、胃、贲门，用平补平泻法。每日治疗1次，每次一侧耳穴，留针30分钟，两耳交替，10天为一个疗程。

（2）耳穴体穴注射法：耳取穴同毫针法，体穴取风池穴。药用维

生素 B_{12} 注射液（1mL：0.5mg），加进注射用水 1.5mL 稀释后，每穴注入 0.1mL，剩余药液注入一侧风池穴（在颞颥后发际线者中，与风府穴相平处）（图 10-26）。每日注射 1 次，10 次为一个疗程。

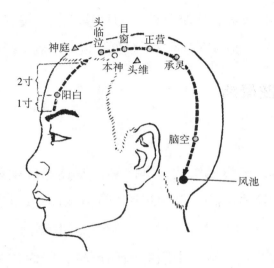

图 10-26 风池穴位置

（3）压丸法：取穴同毫针法。将王不留行籽贴压固定，以平补平泻法，每天按压 3~5 次，每次每穴按压 30 下，2~3 天换贴按压另一侧耳穴，10 天为一个疗程。

【按语】

贾振山等曾用耳针和压丸法治疗本病 20 例。结果：治愈 16 例，占 80%；好转 3 例，占 15%；无效 1 例，占 5%。总有效率 95%。[中国针灸，1982，2（5）：2]

潘纪华曾用耳穴压丸法治疗本病 68 例，经 1~5 次治疗，痊愈 61 例，有效 5 例，无效 2 例，总有效率为 97%。[陕西中医，1988，9（2）：5]

笔者临床曾用耳穴体穴注射维生素 B_{12} 注射液的方法治疗该病 42

例，均获明显疗效，而且追访 1～5 年无复发。分析认为，迷路神经血管功能障碍及精神创伤是导致该病本虚标实的主要原因，耳穴疗法可以调节自主神经功能及内分泌，提高应激能力，抑制变态反应，同时配合风池穴注射维生素 B_{12} 治疗梅尼埃病，在穴、药效应的作用下，收到较好疗效。平素保持心情愉快，适当参加体育锻炼，注意劳逸结合，对本病的预防有着十分重要的意义。

五、脑震荡和脑挫裂伤后遗症

【概述】

脑震荡和脑挫裂伤皆由某种外力作用造成，多因头部受暴力撞击所致；外伤后即刻发生的中枢神经系统一时性机能障碍，脑组织无明显实质改变，称为脑震荡。外伤致脑皮质或深层散在点状出血，脑组织水肿、破裂称脑挫裂伤。脑震荡和脑挫裂伤常出现头痛、头晕、恶心、嗜睡、健忘、失眠等症状，如持续三个月以上即为后遗症，脑挫裂伤不但有以上症状，还常遗有持久的功能缺损。中医认为头为"诸阳之会"，又为"髓之海"，当头部受外伤后，会导致气血阻滞，脑失其养，或清阳阻遏，不能上贯于头而出现诸症状。结合病史及症状可诊断。耳郭视诊可在枕、颞、额区见到点状隆起，颜色发白。可探测到敏感点。

【治疗方法】

1. 取穴

主穴：肾、脑干、枕、皮质下。配穴：心、肝、额、相应部位穴。

2. 方法

（1）毫针法：主穴皆取，配穴选 2～3 穴。采用强刺激法。每日 1 次，每次一侧耳穴，留针 60 分钟，每隔 20 分钟行针一次。两耳交替，

10 次为一个疗程，疗程间休息 5 天。

（2）电针法：取穴同毫针法。在敏感点进针后，脑干或枕穴针柄上接电针仪输出导线的正极，心或额穴区针柄上接负极（图 10 - 27）。调断续波，电针强度为电压 2V，频率 2Hz，留针 30 分钟，15 分钟时本组线正负极交换。每日 1 次，每次一侧耳穴，两耳交替，10 次为一个疗程，疗程间休息 5 天。

（3）耳穴体穴结合疗法：耳穴主配穴同毫针法，方法可用毫针法或电针法；体穴取上巨虚穴（足三里下三寸处取穴）（图 10 - 28）。刺法：毫针直刺 0.5～1.2 寸，平补平泻手法，留针 30 分钟，中间行针 1 次。双侧取穴，每日 1 次，10 天为一个疗程。

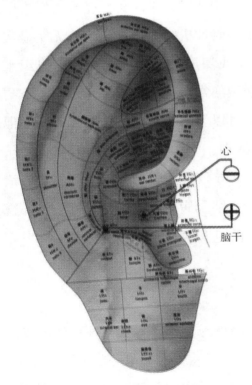

图 10 - 27 脑震荡和脑挫裂伤

耳穴电针取穴

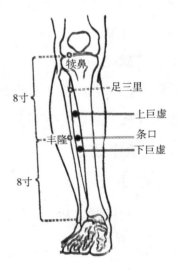

图 10 - 28 上巨虚位置

【按语】

王忠曾用耳针治疗脑震荡后遗症 20 例，取穴：脑干、枕、肾。结果：痊愈 9 例，显效 4 例，有效 7 例。[耳针，上海科学技术出版社，1984]

自贡市耳针协作组用耳针治疗本病 24 例，其中治愈 11 例，显效 7 例，无效 1 例，总有效率为 95.8%。[耳针，上海科学技术出版社，1984]

笔者曾用耳穴体穴结合疗法（电针法配合针刺上巨虚穴）治疗本病 29 例，其中痊愈 16 例，显效 9 例，有效 2 例，无效 2 例。笔者认为，耳穴治本病是通过调节高级神经中枢及自主神经起作用。配体穴上巨虚行针刺为经验之举，期间若能同步进行康复锻炼，疗效会更加明显。

六、肢幻觉症

【概述】

肢幻觉症为失认症的一种，属精神因素性病症，又称幻肢病，多发于外伤或截肢手术后肢体缺损者。临床表现为肢体已被截去，患者仍感肢体存在，且断肢远端可出现电击、刀割、撕裂、烧灼样疼痛，并为持续性疼痛，阵发性加剧。凡肢体被截去，而肢体残端出现疼痛等症即可诊断。耳郭视诊可在神门及相应部位见到红色小丘疹等。可探测到敏感点。

【治疗方法】

1. 取穴

主穴：神门、皮质下、相应部位。配穴：肾上腺、额。

2. 方法

（1）毫针法：主穴皆取，先针相应部位穴。如下肢截肢后，肢幻觉踝关节痛，则在踝穴处找敏感点行针刺，然后再针刺神门，皮质下等穴。用强刺激法，留针 60 分钟，每隔 20 分钟行针 1 次。每日 1～2

次，每次取一侧耳穴，两耳交替，10 次为一个疗程。

（2）电针法：取穴同毫针法。电针仪输出导线的负极夹接在神门穴针柄，正极夹接在相应部位穴针柄（图 10 - 29），调连续波，电针电压强度为 2V，频率 100Hz，留针 30 分钟，15 分钟时正负极交换。每日 1 次，每次一侧耳穴，两耳交替，10 天为一个疗程。

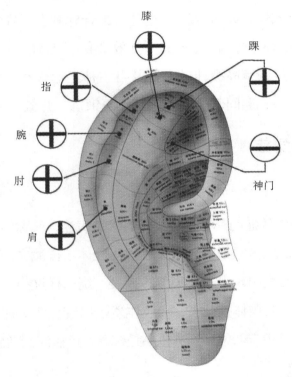

图 10 - 29 肢幻觉症耳穴电针取穴

（3）压丸法：取穴同毫针法。将王不留行籽贴压固定，用泻法，每天按压 3 ~ 4 次，每次取一侧耳穴，每穴按压 30 下，3 天后换贴按压另一侧耳穴，10 天为一个疗程。

【按语】

刘桂良曾用耳穴埋针法治疗肢幻觉症 13 例，均获得满意效果。治疗方法：耳郭常规消毒后，取神门、趾两穴，在各穴埋针1枚，按揉刺激后用胶布固定，嘱患者每日按揉2～3次，3天后疼痛消失。[云南中医杂志，1986，7（3）：35]

丁育德等曾用耳针治疗肢幻觉症2例，均获痊愈。[耳针研究，江苏科学技术出版社，1982]

笔者临床曾用电针法治疗16例，其中上肢幻觉症7例，下肢幻觉症9例，均获较好的远期疗效，但需较长的治疗时间，一般需2～4个疗程。幻肢痛为临床难治之症，机体的相应部位已不存在，可耳穴的相应部位仍出现敏感点，这是因为原有的患病肢体已在大脑皮层留下病理兴奋灶，现在患肢虽被手术切除，但大脑兴奋灶仍存在，故耳穴仍有敏感点。经耳穴治疗后，大脑皮层的病理兴奋得到抑制，神经血管功能得到调节，故止痛作用明显增强，显出了较好疗效。

七、竞技综合征

【概述】

竞技综合征是竞技前或竞技过程中（如比赛或考试）发生的一组症候群。中医认为，人的情志变化（即喜、怒、忧、思、悲、恐、惊七种情志活动，简称七情）超越了人体生理所能调节的范围时，就会引起体内阴阳、气血的失调，脏腑、经络功能的紊乱，从而导致疾病的发生。主要表现为平素身体健康，无任何不适，于竞技前一段时间或竞技过程中出现心悸、失眠、烦躁、恶心、呕吐、痛经及月经紊乱等症状。竞技后短期内能自行恢复，即可诊断。耳郭视诊可在心、肝、胃、神门等穴区见到点状或小片状红晕。可探测到敏感点。

【治疗方法】

1. 取穴

主穴：心、神门、脾、肝、皮质下。配穴：交感、枕、缘中、胃、大肠、内分泌、脑干（图 10 - 30）。

脑干 ——

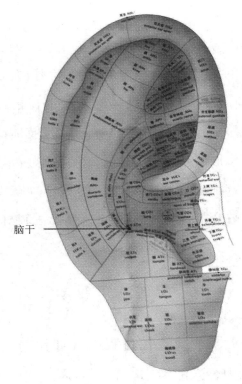

图 10 - 30　耳穴脑干位置

2. **方法：**

（1）压丸法：主穴皆取，配穴据症状选取 2~3 穴。于竞技前 3 天开始治疗，在所选穴贴压固定王不留行籽，用强刺激对压法，每天按压 3~4 次，每次按压一侧耳穴，每穴按压 30 下，隔 2 天按压另一侧耳穴，一直到竞技结束。

（2）磁疗法：取穴同压丸法。将异名磁极的磁片固定在耳穴前面和背面，每次两侧耳穴，但选穴两耳不同，2~3天换贴不同的耳穴，直到竞技结束。

（3）激光照射法：取穴同压力法。每天照射1次，每侧耳穴照射20分钟，两耳均照射，直至竞技结束。

【按语】

广西某医院朱继绳曾用耳穴压丸法治疗本病210例。取穴：神门、心、肾、皮质下、内分泌等穴。结果：显效121例，占57.6%；有效71例，占33.8%；无效18例，占8.6%。总有效率为91.4%。[国际耳穴诊治学术讨论会汇编，1989]

付思兰曾用耳穴压丸法治疗考试综合征53例，结果：显效33例，有效18例，无效2例。[针灸学报，1990，6（4）：9]

笔者曾在一所中学对平时无临床症状的100名考生随机分成耳穴压丸法预防组和空白对照组，两组均在考试前3天开始观察，随访病情至考试结束。结果：预防组50例经1周双耳交替治疗2次，发病4例（症状中度2例，轻度2例），发病率为8%；空白对照组50例中发病23例（症状中度15例，轻度8例），发病率为46%。观察表明耳压法对竞技综合征有明显的预防作用。耳穴疗法可能是通过调节高级中枢、自主神经功能、胃肠功能、神经体液及内分泌系统而起作用。

八、脑血管意外后遗症

【概述】

脑血管意外后遗症是指出现脑出血、脑栓塞、脑血栓等脑血管意外，经救治后所遗留的完全或不完全性一侧肢体的瘫痪、感觉丧失，中枢性面瘫等病症。中医称本病为"偏枯""半身不遂"等，因风痰流窜经络，血脉痹阻，血瘀气滞，气不能行，血不能荣，故肢体不能动，因风痰上阻，经络失和，故言语不利（又称中风不语）。主要表现为脑血管意外后遗留有一侧肢体功能障碍，吞咽困难，大小便失禁等。结合病史及症状可诊断。耳郭视诊可在皮质下、缘中、枕等穴区见到点片状充血或红晕。可探测到敏感点。

【治疗方法】

1. 取穴

主穴：皮质下、缘中、肾、脾、肝、相应部位穴。配穴：肩部肌群瘫痪加三焦、大肠、肺，失语加心、脾，吞咽困难加口、屏尖、咽喉、耳迷根，上肢瘫痪加锁骨透肩，下肢瘫痪加髋、膝、踝，股四头肌瘫痪加胃。

2. 方法

（1）毫针法：先在患侧或对侧耳郭的瘫肢相应区寻找敏感点针刺，后刺其他主穴，配穴据瘫痪和其他症状情况选 3 ~ 5 穴。用泻法，留针 30 ~ 40 分钟。每日 1 次，每次一侧耳穴，两耳交替，20 次为一个疗程，疗程间休息 7 天。

（2）压丸法：取穴同毫针法。将王不留行籽贴压固定，每天一侧耳穴，按压 3 ~ 4 次，每次每穴按压 30 下，隔 2 天换贴按压另一侧耳穴。20 天为一个疗程，疗程间休息 7 天。

（3）放血法：主要适宜于高血压患者，取耳尖、耳背沟、肝穴，用无菌注射针头在所选穴位点刺放血，每穴放血 6 ~ 10 滴，7 天换放另一侧耳穴，5 次为一个疗程。

【按语】

杨培栋等曾以耳针为主配合康复锻炼治疗脑血管意外后遗症 1049 例。基本治愈 480 例，占 45.8%；显效 295 例，占 28.1%；有效 230

例，占 21.9%；无效 44 例，占 4.2%。总有效率为 95.8%。基本治愈多为发病后 15 天内者，发病后 3 月以上者基本治愈率明显降低。[全国第一届耳针、头针学术会议论文，1984]

李尘曾用良导法和压痛法在耳郭上寻找敏感点对 4 例半身不遂患者治疗（敏感点多在皮质下、腕、肘、肩、膝等穴处），结果：1 例痊愈，3 例有效。[广东中医，1960，(5)：283]

笔者曾用压丸法和放血法治疗半身不遂患者 26 例，其中有明显疗效者 19 例。临床体会到在耳郭上找准主配穴敏感点是取效之关键，治疗应在病情基本稳定后就进行，而且时间越早效果越好。为了进一步加强疗效，可在施耳针疗法的同时，选择配合中药、体针或头针等疗法，并结合康复训练。

九、癫痫

【概述】

癫痫是一种有反复发作倾向，表现为突然发生短暂脑功能异常的疾病，按病因有器质性和功能性之分。中医称本病为"癫疾""痫证"等，由七情失调、先天因素、脑部外伤、饮食不节、劳倦过度等引起心肝脾肾失调，气机逆乱，痰浊及郁火内生而致，尤以痰蒙心窍最为重要。临床表现有间歇性、短时性和刻板性三个特点，分为大发作、小发作、精神运动性发作及局限性发作等，并有虚实之分。其症状多为突然晕倒、神志不清、手足抽搐、两目上视、口吐涎沫等。症状结合脑电图检查不难诊断。耳郭视诊可在心、神门、脑干区见到点片状白色或红晕。可探测到敏感点。

【治疗方法】

1. 取穴

主穴：心、神门、肝、皮质下、脑干。配穴：缘中、脾、肾上腺、肾、枕、耳迷根、胰胆、额、小肠、肛门。

2. 方法

（1）毫针法：主穴皆取，配穴可参考脑电图检查结果，如额叶癫痫加肾上腺、缘中、额、枕、小肠、肛门，枕叶病变者加肾、枕、耳迷根、小肠、肛门，颞叶病变者加胆、缘中、小肠、肛门、肾上腺。用强刺激法，每日一次，每次一侧耳穴，留针40分钟。两耳交替，10次为一个疗程。

（2）电针法：取穴同毫针法。将电针仪输出导线的负极夹接在心穴针柄，正极夹接在神门或缘中穴针柄上（图10–31），调疏密波，电压强度为2V，频率2~8Hz，留针40分钟，20分钟时正负极夹交换。每日1次，每次一侧耳穴，两耳交替，10次为一个疗程。

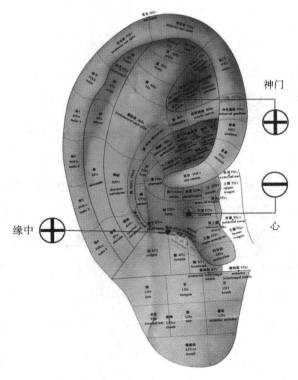

图10–31　癫痫耳穴电针取穴

（3）压丸法：取穴同毫针法。将王不留行籽贴压固定，每天按压3次，每次一侧耳穴，用泻法，按压30下，隔2～3天换贴另一侧耳穴，5次为一个疗程。

【按语】

自贡市耳针协作组曾用耳针治疗癫痫8例，其中显效1例，有效6例，无效1例，总有效率87.5%。［耳针，上海科学技术出版社，1984］

笔者曾用电针法治疗本病19例，其中显效3例，有效14例，无效2例，总有效率为89.47%。本病的病因复杂，较难治愈，但耳穴治疗对控制和减轻症状发作有一定的作用，且方法简便，无不良反应。

十、重症肌无力

【概述】

重症肌无力是一种因神经－肌肉接头传递功能失常产生的自身免疫疾病，受累骨骼肌易疲劳、无力，病情波动，朝轻夕重，经休息后可稍有恢复，多发于女性。中医认为属"脾气虚"的范畴，脾气虚弱则体倦乏力，神疲懒言，又因"脾主肌肉"则肌肉失养而无力。主要表现为眼睑下垂、复视及其他受累肌群的疲劳伴功能障碍，且神经系统检查无异常。经疲劳试验和药物（肌注新斯的明0.5～1.0mg，观察30～60分钟内受累肌有无明显改善）试验，可确立诊断。耳郭视诊可在相应部位（如眼睑下垂在眼）和脾穴区见到点状或小片状白色，稍有凹陷。可探测到敏感点。

【治疗方法】

1. 取穴

主穴：相应部位穴、脾、皮质下。配穴：肝、肾、内分泌、缘中、胃。

2. 方法

（1）毫针法：主配穴皆取，两耳同时针刺，左右取穴交叉（如左耳取眼穴，右耳就不取眼穴），第二次行左右交换。每日1次，用补法，留针30分钟，10次为一个疗程，疗程间休息7天。

（2）埋针法：取穴同毫针法。两耳同时埋入揿针并固定（交叉取穴埋针），隔3～5天交换埋1次，5次为一个疗程，疗程间休息7天。

（3）压丸法：取穴同毫针法。将王不留行籽贴压固定，每天按压3次，每次每穴按压30下。3～5天交叉两耳取穴换贴1次，5次为一个疗程，疗程间休息7天。

【按语】

许瑞征等曾用耳针治疗重症肌无力6例，其中4例眼睑无力者均有效，2例全身性者无效。［耳针研究，江苏科学技术出版社，1982］

解放军第695医院曾治疗1例双眼睑下垂，全身疲乏无力，初期休息后尚可恢复，后症状加重并全身瘫痪，生活不能自理的青年女性重症肌无力患者。经取埋针法，1周换埋1次，共治疗4次而愈。［新医学，1972，（12）：25］

笔者曾用耳穴毫针法治疗本病，取得较好疗效。分析其治疗机理，是通过调整高级神经中枢、自主神经功能及胸腺分泌素，使受累肌肉接头间传递功能恢复。临床若同时配合刮痧疗法，效果会更好。治疗期间要避免过度疲劳，预防和及时治疗各种感染，并尽量避免使用肾上腺皮质类固醇、链霉素等药物，防止病情加剧。

十一、癔症

【概述】

癔症，又称癔病，多因精神因素发作，呈阵发性，以女性多见，临床复杂而多变，可类似多种疾病，各科均可遇到。中医称本病为"脏躁""梅核气""厥证"等，多因情志所伤，致气机逆乱，昏仆无知，或气机不畅致痰湿阻滞经络，而出现肢体瘫痪、失声、咽部梗阻等症。主要表现为精神障碍（大哭大笑、乱唱乱骂、"附体说话"等）和躯体功能障碍（癔症性失明、耳聋、呃逆、单瘫和截瘫等）。据症状结合病史，排除相应器官的器质性病变可诊断。耳郭视诊可在心、神门穴区见到皱褶或小片状白色，有的稍隆起。可探测到敏感点。

【治疗方法】

1. 取穴

主穴：皮质下、心、神门。配穴：肝、内分泌、胃、缘中、内生殖器、枕、交感、部位相应穴。

2. 方法

（1）毫针法：主穴皆取，配穴据症状选 3~4 穴。用强刺激法，每天 1~2 次，每次一侧耳穴，留针 90 分钟，每隔 15 分钟行针 1 次，两耳交替，10 天为一个疗程。

（2）压丸法：取穴同毫针法。每次一侧耳穴，将王不留行籽贴压固定，每天按压 3~4 次，每次每穴按压 30 下，隔 2~3 天换贴 1 次，两耳交替，10 天为一个疗程。

（3）电针法：取穴同毫针法。在神门穴针柄上接负极线夹，心穴针柄接正极线夹（图 10 - 32），电针仪调用密波，电压强度为 2V，频率为 2 ~ 8Hz，留针 40 分钟，中间正负极交换 1 次，每日 1 次，每次一侧耳穴，两耳交替，10 天为一个疗程。

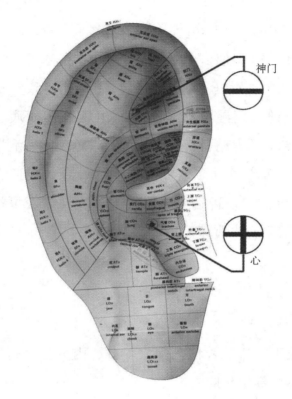

图 10 - 32　癔症耳穴电针取穴

【按语】

许瑞征等曾用耳针治疗癔症 12 例。其中失语 7 例，失声 1 例，均为 1 次即刻见效。另有瘫痪、失明、昏迷、阵发性呼吸困难各 1 例，经治疗 5 ~ 20 次，均痊愈。［耳针研究，江苏科学技术出版社，1982］

钱学宗曾用耳针治疗 1 例癔症性失语症，经治 1 次痊愈。［江苏中医，1961，（4）：4］

笔者曾用电针法治疗 11 例癔症性瘫痪，一般治疗 1 ~ 3 次即可扶助行走。笔者曾用耳穴疗法治疗癔症性失语症 5 例，癔症性假性痴呆 2 例，梅核气 19 例，均获得较好疗效。临床观察认为，癔症采用耳穴施治是通过调节大脑皮层功能和自主神经而起作用。发作期用电针法为好，恢复期可用压丸法等。为了能进一步提高疗效，医患和患者家属须共同努力配合，对患者进行心理调适。

十二、面神经炎

【概述】

面神经炎是指茎乳突孔内急性非化脓性炎症，引起周围性面神经麻痹，又称贝尔氏麻痹，可发于任何年龄，以 20 ~ 40 岁为多，发病与季节有关。中医称本病为"面瘫""口眼㖞斜""中风"等，认为当人体正气不足，经络空虚，卫外不固时，风寒之邪乘虚入经络，使气血受阻，足阳明、手太阳经筋失养，或风痰瘀血阻滞经络而致。主要表现为一侧或两侧面部表情肌瘫痪，前额皱纹消失，口唇不能闭合而漏气等。根据起病形式和临床特点，诊断不难。耳郭视诊可在面颊区见到点状或片状红晕或毛细管充血。可探测到敏感点。

【治疗方法】

1. 取穴

主穴：面颊、口、肝、眼、皮质下；配穴：枕、肾上腺、脾、额。（图 10 – 33）

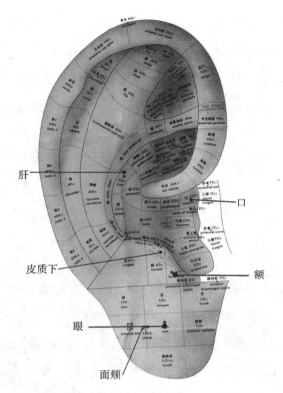

图 10-33 面神经炎耳穴主要穴位取穴

2. 方法：

（1）毫针法：主穴皆取，配穴选 2~3 穴。在敏感点进针，用强刺激法，每天 1 次，每次一侧耳穴，留针 40 分钟，中间行针 1 次。两耳交替，10 次为一个疗程，疗程间休息 5 天。

（2）压丸法：取穴同毫针法。将王不留行籽贴压固定，每天按压 4~5 次，每次取一侧耳穴，每穴按压 30 下。2~3 天换贴另一侧耳穴，两耳交替，10 天为一个疗程，疗程间休息 3 天。

（3）放血法：取患侧耳背近耳轮处明显血管，用无菌注射针点、划放血数十滴，擦去血迹，消毒后用小敷料包扎并胶布固定。每次选一侧耳放血，2 次为一个疗程，一般放血 2 个疗程即可。

【按语】

王建阁曾用耳背放血治疗面神经炎 160 例，其中痊愈 154 例，占 96.25%。[中国针灸，1985，5（3）：45]

刘本立曾用耳针治疗面神经瘫痪 24 例。结果：经 5 ~ 30 次治疗，平均 18 次治疗后，痊愈 7 例，显效 11 例，好转 6 例。[湖南中医杂志，1987，（5）：38]

笔者曾用耳穴毫针法或压丸法或放血法治疗面神经炎 76 例，经 8 ~ 40 次治疗，痊愈 45 例（59.21%），显效 29 例（38.15%），无效 2 例（2.63%），总有效率 97.36%。临床分析认为，耳穴治疗面神经炎应在发病初期施法，可增强受累神经分支所辖肌肉组织的血液循环、淋巴回流、供氧，使神经水肿及乳突疼痛等症状尽快消除。对舌前2/3味觉丧失、听觉障碍、外耳道出现疱疹的患者应予以中西医结合多种疗法综合治疗，使功能恢复。

十三、三叉神经痛

【概述】

三叉神经痛是三叉神经分支范围反复出现阵发性短暂剧烈疼痛，无感觉缺失等神经传导功能障碍的表现，不伴三叉神经功能破坏，且病理检查无异常，多发于 40 岁以上的女性，其发病原因目前尚无定论。中医称本病为"面痛"，认为本病与外邪有关，或风寒热邪侵袭手足三阳之络，气血郁结，郁而化火，肝火上炎，至面部阵发性剧烈疼痛，或因面痛反复发作致气虚血亏，脉络瘀滞而作痛。主要表现为三叉神经感觉支的支配区呈阵发性、短暂而剧烈的疼痛，性质如刀割、钻刺、火灼等。结合症状，尽可能排除其他疾病即可诊断。耳郭视诊可在口、颊区见到点状或片状白色或红晕，可探测到敏感点。

【治疗方法】

1. 取穴

主穴：口、神门、颞、屏间后、缘中。配穴：额、内鼻、枕、眼、舌、肝、皮质下、面颊。（图 10 - 34）

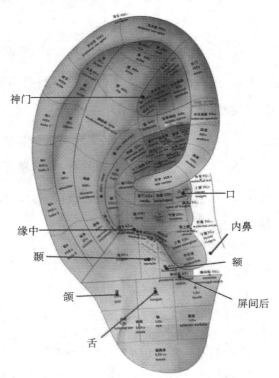

神门

口

内鼻

缘中

额

颞

颌

屏间后

舌

图 10 - 34　三叉神经痛主要耳穴取穴

2. 方法：

（1）毫针法：主穴皆取，配穴据症状及疼痛部位选 2 ~ 4 穴。若 Ⅰ 支痛加枕、眼；Ⅱ 支痛加外鼻、皮质下；Ⅲ 支痛加舌、肝。用强刺激法，留针 40 ~ 60 分钟。每天治疗 1 次，每次一侧耳穴，两耳交替，10 天为一个疗程。

（2）磁疗法：取穴同毫针法。用磁珠或磁片贴压固定，用泻法，每日 1 次，每次一侧耳穴，隔 2 ~ 3 天两耳换贴 1 次，5 次为一个疗程。

（3）电针法：取穴同毫针法。在口穴针柄上接电针仪的输出线负极，神门穴针柄接正极，调连续波，电压强度为 3V，频率为 100Hz，留针时间为 30 分钟，中间（15 分钟时）正负极线夹交换，余穴针法同毫针法。每日 1 次，每次一侧耳穴，两耳交替，10 日为一个疗程。

【按语】

严善余曾用耳穴药物注射法（用药：盐酸利多卡因注射液 0.1mL）治疗三叉神经痛 12 例。1 ~ 2 日 1 次，5 次为一个疗程。结果：治愈 7 例，好转 3 例，无效 2 例。［福建中医药，1990，21（1）：61］

笔者曾用电针法和磁疗法综合治疗三叉神经痛 29 例，均获满意的止痛效果。方法：先行电针法 30 分钟，耳穴常规消毒后，再行磁疗法，至第二天行电针法之前取下磁珠或磁片。笔者认为耳穴治疗三叉神经痛虽有较好疗效，但因本病是一种顽固难治之症，且易反复发作，故可用体针、中药及现代医学疗法配合以综合治疗。

十四、肋间神经炎

【概述】

肋间神经炎是指由病毒感染、毒素、机械损伤等原因引起沿肋间神经出现的刺痛或灼痛，又称为肋间神经痛。中医称本病为"胁痛"等，由肝气不舒，血瘀痰饮所致。主要表现为脊椎旁、腋中线和胸骨的局部刺痛、灼痛或压痛，其疼痛部位与肋间神经分布基本一致，可与胸肋部的急性皮炎、带状疱疹等疾病鉴别后诊断。耳郭视诊可在胸、胸椎穴区见到毛细血管充盈或点片状红晕。可探测到敏感点。

【治疗方法】

1. 取穴

主穴：胸、肝、神门。配穴：皮质下、枕、胸椎。

2. 方法

（1）毫针法：主配穴皆取。胸穴用强刺激法，他穴用平补平泻法，留针40分钟。每天治疗1次，每次一侧耳穴，两耳交替，7天为一个疗程。

（2）电针法：取穴同毫针法。在胸穴针柄上接电针仪输出导线的负极，任意一配穴接正极（图10-35），调疏密波，电压强度为2V，频率为10Hz，留针时间30分钟。每天治疗1次，每次一侧耳穴，两耳交替，7天为一个疗程。

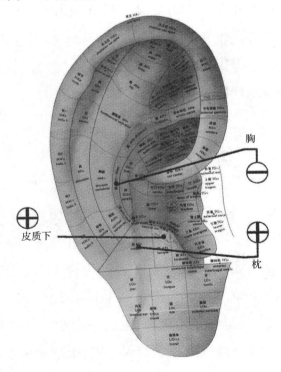

图10-35 肋间神经炎耳穴电针取穴

（3）压丸法：取穴同毫针法。将王不留行籽贴压固定，用强刺激对压泻法，每日 1～2 次，每次一侧耳穴，每穴按压 30 下，两耳交替，隔日治疗 1 次，7 次为一个疗程。

【按语】

杨兰绪曾用压丸法治疗肋间神经痛获效较好，共治 15 例，均显良效。[耳穴压丸疗法，江苏科学技术出版社，1991]

笔者曾用压丸法和电针法治疗肋间神经炎 25 例，经 6～17 次治疗，痊愈 17 例，显效 8 例，有 18 例显出了即刻止痛效果。临床心得：治疗肋间神经痛应主要针对脊椎病进行病因治疗，耳穴施法具有调胸部气血、疏肝、理气止痛之作用，故可作为对该病的辅助治疗。

十五、坐骨神经痛

【概述】

坐骨神经痛是指沿坐骨神经通路，即腰、臀、大腿后侧、小腿后外侧和足外侧等部位出现的疼痛症状群，可由多种病因引起，其病损部位有根性和干性之分。中医称本病为"痹病""腰痛""伤筋"等，由体质素虚，腠理不密，风寒湿邪乘虚而入，客于经络，经气阻滞所致。根性主要表现为一侧臀部及大腿后面、腘窝、小腿外侧放射性疼痛，是由腰椎间盘或椎管内病变所致；干性起病急，疼痛部位为沿坐骨神经通路的坐骨孔、腘、腓、踝点，压痛明显。经体检结合症状，必要时做肛门或妇科检查可诊断。耳郭视诊可在坐骨神经穴区见到点状、片状白色或红晕。可探测到敏感点。

【治疗方法】

1. 取穴

主穴：坐骨神经、神门、肝。配穴：膀胱、臀、腰骶椎、皮质下、髋、肾、踝。（图 10 - 36）

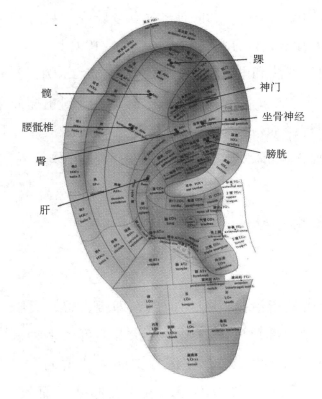

图 10 - 36　坐骨神经痛主要耳穴取穴

2. 方法

（1）毫针法：主穴皆取，配穴选 2 ~ 3 穴。坐骨神经穴用泻法，余穴用平补平泻法。每天针 1 次，每次一侧耳穴，留针 60 分钟，每隔 15 ~ 20 分钟行针 1 次，两耳交替，10 天为一个疗程。

（2）电针法：取穴同毫针法。敏感点进针，出现针感后，在坐骨神经穴针柄上接电针仪输出线负极，皮质下穴针柄上接正极，调用疏密度，输出强度为电压3V，频率15Hz留20分钟，频率100Hz留20分钟，共留针40分钟。每日1次，每次一侧耳穴，两耳交替，10天为一个疗程。

（3）耳灸法：取穴同毫针法。用卫生香在所选穴位上施悬灸。每次一侧耳穴，两耳交替，10次为一个疗程。

【按语】

上海某医院曾用耳穴毫针法治疗坐骨神经痛98例。取穴：坐骨神经、神门为主穴。结果：显效25例，占25.5%；好转62例，占63.3%；无效11例，占11.2%。总有效率为88.8%。［耳针疗法选编，人民卫生出版社，1959］

周海平曾用耳穴埋针法治疗坐骨神经痛40例。取穴：坐骨神经。埋针后用胶布固定。嘱患者每隔2小时左右按压1次，每周两耳交换埋针1次。结果：痊愈13例，好转19例，无效5例，另有3例未复诊（脱离）。总有效率为80%。［北京中医学院学报，1984，（6）：7］

笔者曾用电针法治疗31例本病，认为坐骨神经穴是一个经验穴，配合神门、皮质下、肾等为经验组方，经电针法治疗坐骨神经痛有很好的临床疗效。由于本病多针对病因治疗，故临床还需结合他法治疗，并要注意配合避寒保暖及卧床休息。

十六、精神分裂症

【概述】

精神分裂症是一种常见的精神病，多见于青壮年，男女发病率无明显差异。中医称本病为"癫狂"等，由七情所伤，情不守舍而发，因气郁生痰，痰迷心窍，或肝火气逆，火化为痰，或因惊恐，神明不能自守而致。主要表现为思维、情感、知觉和行为等方面的障碍，如说话不连贯、语不成句、思维活动不协调、对亲人冷淡、幻听、乱跑不归等。可依患者精神活动失调，与现实脱离，举止动作异常等表现予诊断。耳郭视诊可在心区见到圆形皱褶。可探测到敏感点。

【治疗方法】

1. 取穴

主穴：心、皮质下、枕、额、脑干。配穴：据症状选取，如思维障碍配神门、缘中、肝，知觉障碍配肝、脾、肾上腺，情感障碍配神门、肝，智力障碍配缘中、肾上腺、对屏尖，意识障碍配肝、肾、胃，行为障碍配神门、肝、内分泌，拒食配胃、脾、胰胆。

2. 方法

（1）毫针法：主穴皆用，配穴据症状择 2 ~ 3 穴。在敏感点进针，行强刺激法，每天 1 ~ 2 次，留针 40 ~ 60 分钟。每天一侧耳穴，两耳交替，10 天为一个疗程，疗程间休息 5 天。

（2）电针法：取穴同毫针法。心穴针柄接负极夹，配穴任意一穴针柄接正极夹（图 10 - 37）。将电针仪调为断续波，电压强度 2V，频率 8Hz，留针 40 分钟。每天 1 次，每次一侧耳穴，两耳交替，10 天为一个疗程，疗程间休息 5 天。

（3）压丸法：取穴同毫针法。将王不留行籽贴压固定，用刺激对压法，每天按压 3 ~ 5 次，每次一侧耳穴，每穴按压 30 下，隔 2 日换贴按压另一侧耳穴，10 次为一个疗程，疗程间休息 5 天。此法适用于症状缓解者。

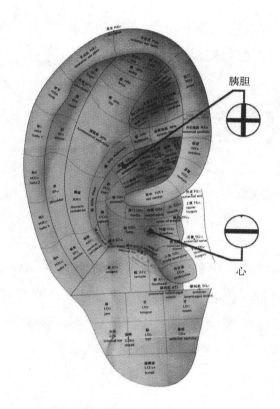

图 10 – 37　精神分裂症耳穴电针取穴

【按语】

张俊明曾用耳穴压丸治疗心因性精神病 2 例。取穴：神门、交感、心、肾、枕、额、皮质下。贴压王不留行籽，每穴按压 1 ~ 2 分钟，隔日换贴 1 次，7 次为一个疗程，1 例经 21 次治疗，1 例经 14 次治疗，均痊愈。[中医杂志，1989，30（12）：48]

广东台山某医院曾用小剂量冬眠灵注入两耳神门穴，每穴注 0.1 ~ 0.2ml，治疗躁狂型精神病效果良好。[新医学，1971，（4）：30]

笔者曾用电针法治疗 7 例本病。经 26 ~ 47 次治疗，均获满意疗效。笔者认为用耳针治疗躁狂型精神分裂症，可疏肝、除痰、清心、醒脑，从而达到调节内分泌和大脑皮层功能的效果，有利于神智意识的恢复，是一种较好的辅助疗法。

第四节 外科、泌尿科疾病

一、癌肿疼痛

【概述】

癌又称恶性肿瘤，疼痛为癌肿发展后期的常见症状之一，可分为隐痛、钝痛、灼痛、放射痛等。西药多用吗啡、哌替啶等以暂时止痛，且有成瘾性和明显的毒副作用，耳针治疗能缓解疼痛，减轻患者痛苦且无毒副作用。

【治疗方法】

1. 取穴

主穴：上耳根、下耳根、神门、相应部位穴。配穴：阵发性疼痛配肝、耳迷根，烧灼性疼痛配肾上腺、耳尖，放射性疼痛配皮质下、缘中，再加轮1、结节。（图10-38）

2. 方法

（1）毫针法：主配穴依上述选取。在敏感点进针，强刺激手法，两耳同时进行。每日1次，每次留针100分钟，留针期间每隔20分钟行针1次。

（2）药物注射法：取双耳神门穴。用5mL无菌注射器，抽取哌替啶注射液0.1~0.5g，在双耳神门穴向前下方斜针约2~3mm，然后缓慢注入，每天1次。

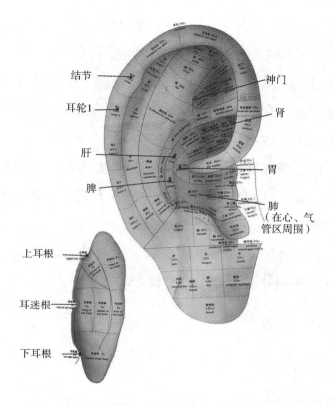

图 10 - 38　癌肿疼痛主要耳穴取穴

（3）耳根封闭法：用 5mL 无菌注射器，用牙科 5 号细长针头，抽取生理盐水 3 ~ 5mL，从上耳根穴进针，在耳背、耳郭与颅骨交接部位推进至耳迷根附近，耳后推注并逐渐退针。再从耳前方的耳郭与颜面交界处将针进至耳屏前方，边推注边退针。然后从下耳根穴进针，沿耳郭与颜面交界处部位进针至耳屏前方，边推针水边退针。最后从耳背与颅骨交接部进针至耳迷根穴，边推边退针。如蛇形成一个环绕耳郭根部、前后、上下皮下均注入生理盐水的封闭圈。可两耳同时进行，每天 1 次。

【按语】

管遵信曾用耳穴疗法治疗一例鼻咽癌颅内转移患者，患者头痛如裂。探得神门、内鼻、咽喉等处有敏感点后，用毫针在该处进针，强刺激，大幅捻转。3分钟后痛顿减。每次皆有效。［中国耳针学，上海科学技术出版社，1995］

朱丹治疗晚期癌转移痛患者，用生理盐水在耳根做环形注射，止痛效果明显，有时可相当于哌替啶。［实用耳穴诊治法，重庆大学出版社，1995］

上下耳根及神门耳穴是镇痛要穴，配合他穴施法辅有清热、消炎等作用，故对各种肿瘤所致疼痛有较好的疗效。

二、急性乳腺炎

【概述】

急性乳腺尖是指乳腺急性化脓性炎症，以哺乳期妇女发病为多，常见于产后3~4周的初产妇。中医称本病为"乳痛""妒乳""乳毒"等，由乳汁蓄积而致，因肝气郁结，气滞血凝，或风邪客热壅滞，或脾胃湿热互结，或饮食不节等致经络阻塞而成。主要表现为乳房胀痛，表皮红肿，硬块压痛，若炎症持续发展时，可出现发热、胃寒、形成脓肿等。据症状及实验室检查可诊断，深部脓肿需穿刺才能确诊。耳郭视诊可在胸、胸椎穴区见到点状或片状红晕。可探测到敏感点。

【治疗方法】

1. 取穴

主穴：胸、胸椎、内分泌、肾上腺、胃。配穴：肝，若高热加耳尖行放血，疼痛剧烈加神门、皮质下。

2. 方法

（1）毫针法：主穴皆取，配穴据症而取。每天取一侧耳穴，针1～2次，留针30分钟，症状缓解后可隔日针1次，两耳交替，如症状明显，可两耳穴同时行针刺。

（2）放血法：主配穴选2～3穴，用无菌注射针头对准敏感点，点刺放血数滴，每日治疗1次，每次一侧耳穴，两耳交替，至基本治愈。高热患者可加耳尖或耳背静脉点刺放血。

（3）磁疗法：取穴同毫针法。用磁珠或磁片贴压，每次一侧耳穴，隔日换贴另一侧耳穴。同时可在患乳腺炎的局部，依病灶大小贴敷磁片。

【按语】

自贡市耳针协作组曾报道，用耳针治疗急性乳腺炎3例，全都治愈。[耳针，上海科学技术出版社，1984]。

急性乳腺炎可在初期（未成脓期）用耳穴治疗，因其有增强机体应激能力及清热、消炎、止痛作用，并可使蓄积的乳汁得以排出。对症状较重者，可采取中西医结合疗法。如已形成脓肿，则耳针效果不佳。

三、乳腺增生

【概述】

乳腺增生病是乳腺间质的良性增生，可发生于腺管周围并伴有大小不等的囊肿形成，也可发生在腺管内而表现为上皮的乳头样增生，伴乳管囊性扩张，另一类型是小叶实质增生，多发于30～50岁的妇女，与精神和内分泌因素有关。中医称本病为"乳癖"，由思虑伤脾，恼怒伤肝，痰气互结，冲任失调，郁结而成。主要表现为乳房胀痛和乳房内肿块，胀痛具有周期性，多发生或加重于月经前期。肿块常为多发，可见一侧或双侧，呈大小不一，质韧而不硬，深部组织间无粘连而可被推动，且在经期后有所缩小等。据临床表现及体格检查，诊断不难，对多次复查肿块变大、变硬者，应行细胞学或病理学检查。耳郭视诊可在内分泌、胸椎穴区见到点状或片状红晕。可探测到敏感点。

【治疗方法】

1. 取穴

主穴：胸椎、胸、内分泌、皮质下。配穴：肝、缘中、神门、胃、交感。

2. 方法

（1）毫针法：主穴皆取，配穴据临床表现选2~3穴。用平补平泻手法，留针40~60分钟。每日1次，每次一侧耳穴，两耳交替，10次为一个疗程，疗程间休息5天。

（2）压丸法：取穴同毫针法。将王不留行籽贴压固定，每天按压3次，每次一侧耳穴，每穴按压30下，每隔2~3天换贴一侧耳穴，5次为一个疗程，疗程间休息5天。

（3）埋针法：取穴同毫针法。在所选穴区找准敏感点，刺入揿针，并用胶布固定，每次一侧耳穴，两耳交替，隔日换埋另一侧耳穴，10次为一个疗程，疗程间休息5天。

【按语】

耳穴疗法在有效调节内分泌功能的基础上获效，治疗期间还应保持心情舒畅，避免忧思太过。

颜文萱曾报道用耳针治疗 18 例乳腺增生，取得很好效果。有 1 例在治疗前左乳外上方有 2cm×2cm，内上方有 3cm×1.5cm 之肿块，右乳外上方有 6cm×4cm 之肿块，形态不规则，能活动，有触痛，治疗两个疗程后，自觉症状消失，仅存左乳内上方直径 0.5cm 一小结节。［新医药学杂志，1979，(4)：44］

四、胆囊炎（附胆石症）

【概述】

胆囊炎是指细菌感染、浓缩的胆汁滞留、胰液反流入胆囊等原因引起的胆囊炎性疾病。中医称本病为"胆胀""胁痛""黄疸""腹痛"等，由湿热外侵或饮食不节，湿从热化，侵及肝胆而致。急性者发热、右上腹局部明显压痛、右肩胛下区放射性疼痛，常伴恶心、呕吐；慢性者有腹胀、上腹或右上腹不适、持续性钝痛或右肩胛区疼痛、胃灼热、嗳气、泛酸等胃肠道症状，并有反复发作性，往往进油煎或多脂食物后症状加剧。化验室和 B 超检查即可诊断。耳郭视诊可在胰胆、十二指肠区见到点片状充血或红晕或片状白色，边有红晕。可探测到敏感点。

【治疗方法】

1. 取穴

主穴：胰胆、迷根、肝、脾。配穴：神门、皮质下、内分泌、交感。

2. 方法

（1）电针法：耳穴与体穴并用。耳主穴取胰胆、迷根，配穴取肝、脾。体穴主穴取胆俞穴（背俞穴，位于第十胸椎棘突下，督脉旁开 1.5 寸处）、速效穴（位于章门与期门之间，相当于腋前线第 10 ~ 11 肋间隙压痛点）、胆囊穴（阳陵泉下 1 寸左右之压痛点），配穴取内关穴（仰掌，于腕横纹上 2 寸处）、中脘穴（脐上 4 寸的腹中线处）。操作：选同侧耳、体穴，当针刺得气后，用电针仪输出负极接耳穴，输出正极接体穴，以连续的脉冲波通电刺激（图 10 – 39），频率为 20Hz，电压强度 3V 左右，每隔 10 分钟在耳穴主穴与配穴之间调换负极，在体穴主穴与配穴之间调换正极，双侧穴隔日交替使用，留针 30 ~ 40 分钟，每日 1 次，5 天为一个疗程，疗程间休息 2 天。

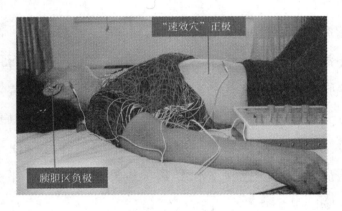

图 10 – 39　胆囊炎电针法

（2）毫针法：主穴皆取，配穴据症状选 2 ~ 3 个，主穴用泻法，配穴用平补平泻法。每日或隔日治疗 1 次，每次一侧耳穴，留针 40 ~ 60 分钟，留针期间行针 2 ~ 3 次。两耳交替，7 次为一个疗程。

（3）压丸法：取穴同毫针法。将王不留行籽贴压固定，每天取一侧耳穴，按压 3 ~ 4 次，每次每穴按压 30 下。2 ~ 3 天换贴按压另一侧耳穴，7 次为一个疗程。

【按语】

耳穴治疗胆囊炎见效快，结合体穴施电针疗效更为明显。其作用机制是通过调节迷走神经、体液途径，使胆囊 Oddi 括约肌及胆囊运动功能得到改善和恢复，使胆汁滞留和细菌感染的环境发生了变化，并为防止结石形成及结石的排出创造了一定条件。

笔者曾用耳穴体穴结合的方法治疗 120 例胆囊炎患者。耳穴主穴取胰胆、迷根，体穴主穴取胆俞穴、速效穴、胆囊穴。右侧的耳穴和体穴各取一穴连接电针仪的正负极，通电治疗。结果治愈 103 例，有效率 97.5%，高于药物疗法的 82.5%。后又用此法治疗 138 例胆道系统疾病，痊愈 109 例，总有效率 97.1%，高于单纯体针的 70.3%。在对耳穴体穴电针调节胆道系统功能的机理研究中，我们发现胆道系统功能正常状态的维持以及在病理状态下（胆石症）的调节离不开迷走神经和胃肠激素的双重作用。耳穴可能主要通过迷走神经，体穴主要通过胃肠激素进行调节，所以耳穴、体穴结合能发挥最好的作用。

【附】胆石症

胆石症是胆道系统的任何部位产生结石的病变，有时无主观症状，当结石移行而堵塞于胆囊颈或总胆囊口处时则可发生剧烈的绞痛，可伴发胆囊炎症。治疗方法与胆囊炎相同。

20 世纪 80 年代末有人统计国内发表的耳针文献，约有三分之一为耳针治疗胆石症的论文。也有人统计了 83 篇耳针排石的论文，其中80 篇的总排石率和有效率皆高于 80%，治愈率（排空率、排净度）为1.3% ~96.15%。[中国耳针学，上海科学技术出版社，1995]

五、阑尾炎

【概述】

阑尾是附于盲肠内后侧的一个蚯蚓状盲管，其末端为盲端，近端与盲肠的内后侧相通，阑尾腔的内径约 0.2 ~ 0.32cm。因食物残渣、粪石、寄生虫等发生梗阻后，胃肠道功能紊乱，阑尾壁肌肉呈痉挛状态，血运障碍，排空欠佳，细菌乘机入侵而起炎症。急性者为外科常见的急腹症，对毒溃型及特殊型可用手术治疗，对瘀滞型、成脓型、脓肿型可中西医结合非手术治疗。慢性者，病情常反复发作或迁延日久，为本节讨论之主题。中医称本病为"肠痈""大肠痈"，由气滞、血瘀、湿阻、热壅所致。主要表现为右下腹明显压痛等。据转移性右下腹痛的病史及固定而明显的压痛点，一般即可诊断。耳郭视诊可在阑尾穴区见到点状或丘疹充血，或呈点状凹陷。可探测到敏感点。

【治疗方法】

1. 取穴

主穴：阑尾、大肠、肾上腺；配穴：交感，恶心呕吐加胃，头痛加枕，体质虚弱加肾。

2. 方法

（1）毫针法：主穴皆取，配穴依症状选取 1 ~ 2 穴。用强刺激泻法，取双侧耳穴，每日 1 ~ 2 次，每次留针 40 分钟，中间行针 1 次，依法直至症状消除。

（2）电针法：主穴皆取，配穴取 1 ~ 2 穴，接电针仪输出导线正极在阑尾穴针柄上，负极接配穴任意一穴的针柄（图 10 - 40），调疏密波，电压强度 3V，频率为 20Hz，留针 40 分钟，中间正负极交换 1 次。

两耳同时进行，每日 1～2 次，直至症状消除。

（3）放血法：主配穴同毫针法。用无菌注射针头点刺放血。每天取一侧耳穴，另一侧耳穴行毫针法，直至症状清除。

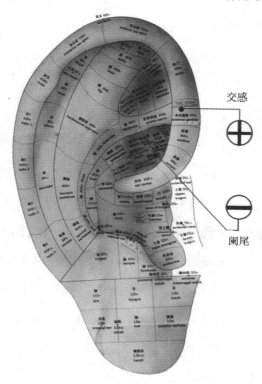

交感

阑尾

图 10-40　阑尾炎耳穴电针取穴

【按语】

因阑尾能分泌免疫活性物质，故选择适应型行非手术治疗具有积极意义。取相应部位为主穴，能增强应激能力和抗炎能力，对阑尾炎疗效较理想。

上海第一人民医院曾治疗 25 例急性阑尾炎。在耳穴大、小肠区找到压痛点后针刺捻转。结果痊愈 21 例，有效 3 例，仅 1 例阑尾脓肿无效。[中华外科杂志，1960，（2）：196]

许平东报道耳针治疗阑尾炎 150 例，多数在大、小肠区压痛点，少数在耳舟耳轮缘阑尾力线点进针捻转，留针 30~90 分钟。结果：70 例在针刺 2 次后痊愈，其余多数陆续在针刺 6 次后痊愈，只有 15 例无效。[中华外科杂志，1960，（3）：276]

六、肠梗阻

【概述】

肠管内容物由于某些原因（机械性、麻痹性、痉挛性、血运性）造成通过障碍或不能正常运行，称为肠梗阻，还可导致肠管及全身性生理功能紊乱。中医称本病为"关格""结胸"等，因饮食不节、劳思过度、寒邪凝滞、热邪郁闭、湿邪中阻、瘀血留滞、燥屎内结或蛔虫聚团等因素，使肠道气血闭结、通降失调而发病。主要表现为腹痛（阵发性绞痛）、呕吐、腹胀、肛门排气、排便停止等。按中西医结合概念可分为痞结型、瘀结型、疽结型（血运障碍、甚至坏死穿孔）三型，X 线检查并结合临床表现可诊断，非手术治疗只适应痞结和瘀结两型。耳郭视诊可在大肠、小肠穴区见到点状或片状红晕，有光泽。可探测到敏感点。

【治疗方法】

1. 取穴

主穴：大肠、小肠。配穴：腹痛加交感、神门，呕吐加胃、口，腹痛加脾、三焦。

2. 方法

（1）毫针法：主穴皆取，配穴依症状选加 2~3 穴。行强刺激泻法，留针 40 分钟。每日 1~2 次，单耳取穴，两耳交替，至症状缓解，不分疗程。

（2）电针法：主配穴同毫针法。在主穴中选一穴柄上接负极，配穴中选一穴针柄上接正极，电针仪调疏密波，电压强度 3V，频率20Hz 留针 20 分钟，100Hz 留针 20 分钟，共留针 40 分钟。每天 2 次，每次一侧耳穴，两耳交替，一直至症状缓解。

（3）药物注射法：主配穴同毫针法。用 5mL 一次性无菌注射器抽取当归注射液 2mL，对准所选穴敏感点刺入，每穴注入 0.1mL，剩余药液注入体穴天枢穴（图 10 - 41）。每次一侧耳穴，每天治疗 2 次，两耳交替，症状缓解后每天可改注一次，治疗至痊愈。

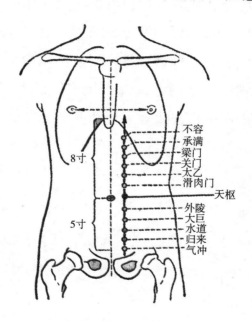

图 10 - 41　天枢穴位置

【按语】

耳穴选病变相应部位为主穴，取效可直达病所，诸穴相配施法，治本能疏通梗阻，治标可改善现状，故对早期肠梗阻有效。对病情严重者，不属于耳针治疗范畴，应尽早送医院抢救。

唐春恩报道，用耳针治疗 12 例急性肠梗阻患者，不但对早期有效，对晚期病情不太严重者亦有一定效果。[江苏中医，1960，(4)：40]

七、痔

【概述】

痔是直肠下端黏膜下或肛管皮下的静脉丛发生扩大、曲张所形成的静脉团，可有内痔、外痔、混合痔之分。中医也称为"痔"，由脏腑本虚，兼因饮食不节，燥热内生，下迫大肠，加上久坐负重、远行等，致血行不畅，血液郁积，结滞不散而成。主要表现为便时出血、痔块脱出、局部疼痛、肛门外瘙痒等。据肛门视诊、直肠指诊、肛镜检查，结合临床表现，足以确定诊断。内痔重者，长期便血可引起贫血，并可经肛门脱出而引起嵌顿等。耳郭视诊可在肛门、直肠穴区见到点片状白色边缘红晕，可探测到敏感点。

【治疗方法】

1. 取穴

主穴：直肠、肛门、肺、脾、肾。配穴：痔核感染加肾上腺，疼痛加神门、皮质下，大便干燥加大肠、角窝中、尿道。(图 10 - 42)

2. 方法

(1) 毫针法：主穴皆取，配穴据病情选 2～3 穴。用平补平泻法，每天 1 次，每次一侧耳穴，留针 30 分钟。两耳交替，10 天为一个疗程，疗程间休息 5 天。

(2) 压丸法：主配穴同毫针法。在敏感点将王不留行籽贴压固定，每天一侧耳穴，按压 3 次，每次每穴按压 30 下。2～3 天换贴另一侧耳穴，5 天为一个疗程，疗程间休息 5 天，

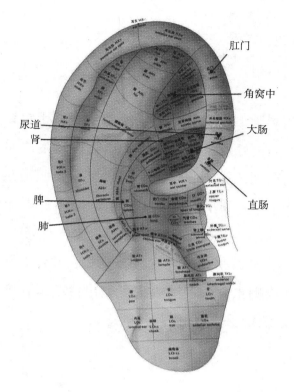

肛门

角窝中

尿道
肾

大肠

脾

直肠

肺

图 10 - 42　痔主要耳穴取穴

（3）放血法：取肛门、直肠穴用注射针头点刺放血数滴，每次一侧耳穴，隔日点刺另一侧耳穴，5 次为一个疗程，疗程间休息 5 天。

【按语】

痔是一种慢性疾病，发病率较高。所选耳穴直肠、肛门、角窝中为耳穴治疗本病的验穴，与其他穴相伍，可提高人体应激能力，并有抗炎、止痛、促进肠蠕动帮助排便的作用。耳穴疗法可用于不宜或不愿手术治疗的患者，也可用于痔疮手术后各种不适症状。

西安医科大学用耳压法治疗 53 例痔疮患者，结果：贴压 3 次而愈者 17 人（32.1%），除 2 例无效外，其余陆续在治疗 10 次后痊愈，总有效率 96.2%。[中国针灸，1987，7（5）：32]

八、胆道蛔虫病

【概述】

胆道蛔虫病因肠道蛔虫钻入胆道所致，多发于饥饿、发热、胃酸度降低、驱虫不当、妊娠引起人体胃肠道功能紊乱之时，蛔虫因寄生环境发生变化而窜动，钻入胆道引起胆汁瘀滞及胆道系统感染。中医称本病为"蛔厥"，为蛔虫上行胆腑，引起肝胆气滞血瘀，如正不能克邪，则瘀久化热，甚至热腑成脓或热盛化火。主要表现为剑突下阵发性"钻顶样"剧烈绞痛，发作和缓解突然，并伴有恶心、呕吐，吐出物中可含胆汁或蛔虫。据上述表现可做出诊断。耳郭视诊可在胰胆穴区见到点状或条状红晕。可探测到敏感点。

【治疗方法】

1. 取穴

主穴：胰胆、神门、交感、耳迷根。配穴：肝、脾、胃、十二指肠。

2. 方法

（1）药物注射法：取胰胆、神门、耳迷根、胃、交感5穴，用0.5%～1%普鲁卡因注射液注入两侧耳穴敏感点皮下，每穴注入0.2mL。注射后用消毒干棉球按压并稍加按摩，以利药水吸收。一般注射后10～15分钟左右症状缓解。

（2）毫针法：主配穴皆取，在敏感点进针，行强刺激泻法，留针60～90分钟，每隔20分钟行针1次，两耳穴均取，每日1次。

（3）压丸法：取穴同毫针法。在敏感点用王不留行籽贴压固定，用泻法，每天按压3次，每次一侧耳穴，每次每穴按压30下，隔日换贴另一侧耳穴，至疼痛等症状缓解。

【按语】

所选耳穴为治疗蛔虫病的经验穴。诸穴配用，有使胆道舒张、解痉、镇痛、安蛔、和胃止呕之功效。当症状缓解后，应即时行驱虫治疗，以治其本。对急性化脓性梗阻性胆管炎者，应尽早行手术疗法。

杨锡祥曾用耳针治疗 17 例胆道蛔虫症疼痛，取耳穴胰胆、交感、神门、皮质下等穴针刺。结果治愈 16 例，无效 1 例，针刺 1 次即愈者即达 12 例，2 次者 3 例，3 次者 1 例。［河南中医，1984，（5）：43］

九、血栓闭塞性脉管炎

【概述】

血栓闭塞性脉管炎是一种发生在四肢远端中、小动脉和静脉的进行缓慢的闭塞性炎症，多发于 25～45 岁的男性，并与长期吸烟和受寒、受湿有关。中医认为本病因寒、湿之邪外侵，或体虚而气血失和，经脉阻滞，气血凝结而成。临床辨证可分两型，湿热瘀滞型（见于初期，症见肢体肿胀、灼热、疼痛和浅表静脉曲张等）和体虚瘀滞型（见于本病后期，或者平素体虚，或术后气血大亏，症见肢体肿胀、疼痛、但无灼热等）。根据肢体缺血程度可分为局部缺血期、营养障碍期、坏疽期。依据症状和多普勒超声波检查可明确诊断。耳郭视诊可在相应部位见到点状、条状暗灰，或血管充盈，色暗。可探测到敏感点。

【治疗方法】

1. 取穴

主穴：腰骶椎、患肢相应部位。配穴：交感、皮质下、肝、心、

脾、肾、肺、神门、内分泌，病在上肢加锁骨，病在下肢加髋。（图10-43）

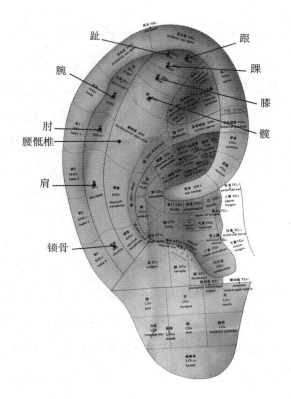

图 10-43　血栓闭塞性脉管炎耳穴部分取穴

2. 方法：

（1）毫针法：主穴皆取，配穴选 3～5 穴。在敏感点进针，行强刺激泻法，留针 60～90 分钟，每 30 分钟行针 1 次。每天 1 次，每次一侧耳穴，两耳交替，15 天为一个疗程。

（2）药物注射法：取穴同毫针法。用复方当归注射液每穴注入0.2mL，每天 1 次，每次一侧耳穴，两耳交替，15 天为一个疗程。

（3）耳灸法：取穴同毫针法。用卫生香对准所选耳穴敏感点施灸，用雀啄灸法，灸至耳郭局部充血发红为度。每天 1 次，每次一侧耳穴，两耳交替，15 次为一个疗程。

【按语】

本病以耳穴施法，通过调节中枢和自主神经及内分泌功能，达到标本兼治的效果。但对坏疽期，患肢趾（指）端发黑、干性坏疽并发感染者，应与其他中西医方法结合治疗。

Ryszard Kobos 曾治疗本病 76 例，经 14～21 次治疗后，60 例获得较好疗效，并指出早期诊断、早期针刺并采取某些预防方法可使 87.1% 的患者得到缓解。

十、肩关节周围炎

【概述】

肩关节周围炎（简称肩周炎），也称粘连性关节囊炎，俗称"凝肩"，是肩关节周围软组织和关节囊的一种退行性、炎症性疾病，多见于 50 岁左右人群，可继发于颈胸椎关节病、肩周腱鞘炎、肌腱和滑膜囊的非特异性炎症。中医称本病为"五十肩""冻结肩"等，属"风寒湿痹"的范围，由营卫虚弱，筋骨衰颓，局受风寒，劳累闪挫，筋脉受压使气血阻滞，致患肢肌肉萎缩。主要表现为一侧或双侧肩痛，并向颈部和整个上肢放射，日轻夜重，手臂活动受限等。根据症状结合 X 线摄片可诊断。耳郭视诊可在肩穴见到点状或片状红晕，有光泽，或点状白色。可探测致敏感点。

【治疗方法】

1. 取穴

主穴：肩、锁骨、肘、颈椎、神门。配穴：脾、颈、枕、肾、内分泌。

2. 方法

（1）毫针法：主穴皆取，配穴依症状选配2~3穴。肩、锁骨行沿皮透刺法（一针从肩透至锁骨穴区，一针从锁骨透至肩区，如难以贯穿者，可从肩与锁骨穴连线的中点进一针形成接力刺法）（图10-44），余穴行直刺法，施小幅度捻转手法9下，每天1次，每次一侧耳穴，留针60分钟，留针期间行针3次。两耳交替，10次为一个疗程。

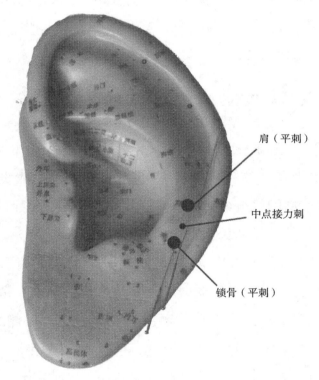

肩（平刺）

中点接力刺

锁骨（平刺）

图10-44 肩关节周围炎耳穴毫针针刺图示

（2）压丸法：主配穴同毫针法。在敏感点贴压固定王不留行籽，用中等刺激手法，每天按压3次，每次一侧耳穴，每穴按压30下。2~3天换贴另一侧耳穴，5次为一个疗程。

（3）电针法：取穴同毫针法。进针后，将电针机输出导线负极夹接在肩穴针柄上，正极夹接在锁骨穴针柄上，用疏密波，电压强度2V，频率为100Hz留针20分钟，15Hz留针20分钟，共留针40分钟。余穴刺法同毫针法。每天1次，每次一侧耳穴，两耳交替，10次为一个疗程。

【按语】

耳穴沿皮透刺法及电针结合治疗肩周炎，能迅速松弛患肩周围僵硬的肌肉，并有镇痛的即时效应，故能在短时间内改善肩关节的活动功能。若配合锻炼和推拿治疗，疗效会更好。

管遵信用耳针疗法治疗肩周炎，病程短者（1周以内），往往能即时见效。曾治1例左肩因受寒疼痛、活动困难2天的患者，先针耳穴肾区，行补法捻转，再针肩、神门、肾上腺三穴，作泻法捻转。当即症状明显改善。留针1小时，同时嘱患者活动左臂，10分钟行针1次。术毕已基本恢复正常，又巩固治疗1次而愈。［中国耳针学，上海科学技术出版社，1995］

十一、扭伤（踝关节扭伤及急性腰扭伤）

【概述】

踝关节扭伤及急性腰扭伤为临床常见的扭伤。

踝关节扭伤　多因行走时踩在不平的路上，或跳跃落地时未保持平衡，使足在跖屈位偏向内侧，韧带被过度牵拉而受伤，主要表现为伤后跛行、外踝下方或前方疼痛、肿胀等。据明显的扭伤史，症状和体征可诊断。但应区别韧带断裂，关节脱位或骨折。

急性腰扭伤　多因在抬重物时配合不当，或弯腰提取重物时用力过猛或轻微外力，使腰部受到扭伤和"闪挫"而致，为骶棘肌、腰背筋膜、髂腰韧带、棘上或棘间韧带、骶髂关节及椎间小关节等处的扭伤。

主要表现抬举重物或某一动作后，随即腰部剧痛，双手扶腰，步态缓慢，甚至卧床不起，翻身困难等，依症状和体征结合 X 线片可诊断。

耳郭视诊可在相应部位见到小片状红晕，有光泽，或点状红色。可探测到敏感点。

【治疗方法】

1. 取穴

主穴：相应部位穴位（踝关节扭伤取踝，腰扭伤取腰骶椎，膝关节扭伤取膝，腕关节扭伤取腕等）、神门、皮质下。配穴：肝、脾、肾。

2. 方法

（1）压丸法：主配穴皆取，在敏感点贴压固定王不留行籽，每天 1 次，每次一侧耳穴，两耳交替，隔日换贴按压另一侧耳穴。其间用强刺激手法，每天按压 3 次，每次每穴按压 30 下。

（2）毫针法：取穴同压丸法。用强刺激手法，每针行手法 9 秒钟。每天针 1~2 次，每次一侧耳穴，留针 60 分钟。

（3）埋针法：取穴同压丸法，敏感点进针后用胶布固定。每次一侧耳穴，3 天换埋 1 次，嘱患者每天自行按压 3 次，同时活动患处。

【按语】

在相应部位取穴其疗效可直达病所，配合在神门等镇痛要穴施法，可使扭挫所致的损伤及韧带、肌腱、筋膜、骨关节功能障碍得以恢复，并有调畅气机，通络止痛的效果。

陆健用耳针治疗急性腰扭伤 20 例，每日针 1 次，结果：经治 2~3 次后，治愈 18 例，一般针后 1~2 分钟见效。［上海针灸杂志，1986，5（3）：20］

十二、落枕

【概述】

落枕又称失枕，是指急性单纯性颈项强痛、活动受限的一种病症，多见于成年人，常因睡眠时枕头过高、过低、过硬，或姿势不当，头颈过度偏转使局部肌肉出现静力性损伤所致。中医认为因风寒侵袭、湿热痹阻、气滞血瘀而发病。主要表现为早晨起床后，突感一侧颈肩部疼痛，活动受限等。根据病史及临床表现，诊断一般不困难。耳郭视诊可在颈椎区见到点状红晕或点状白色，边缘红晕。可探测到敏感点。

【治疗方法】

1. 取穴

主穴：颈（或颈椎）、神门。配穴：外生殖器、枕。

2. 方法

（1）毫针法：主穴皆取，在敏感点进针，行强刺激手法，边行捻针边嘱患者自主活动颈部 3 分钟，留针 30 分钟，每隔 15 分钟行针 1 次。一般 1~3 次可治愈。

（2）压丸法：取穴同毫针法。在所选穴区敏感点压贴固定王不留行籽，行强刺激对压泻法，边按压边嘱患者活动颈部。每天按压 3 次，每次每穴按压 30 下，双耳贴压，至痊愈。

（3）埋针法：取穴同毫针法。在所选敏感点埋针，用医用胶带固定，嘱患者自行按压耳穴埋针，每日 3 次，同时自主活动颈部，至痊愈。

【按语】

在耳穴颈（或颈椎）、神门、枕、外生殖器施法，可快速解除颈项局部痉挛及疼痛，对落枕有较好疗效。

陈巩荪等治疗落枕 17 例，全部病例第一次针后均有一定疗效，大多在针二次后痊愈，针三次后全部痊愈。[耳针研究，江苏科学技术出版社，1982]

十三、红斑性肢痛症

【概述】

红斑性肢痛症是一种肢端血管发生过度扩张所引起的疾病，多同时累及双足，常呈对称性，手足同时发病者少见。中医认为本病类似"血痹"，为寒凝经络，经气运行不畅，不通则痛，或寒极生热等所致。临床多见双足对称性、阵发性、烧灼样刺痛或胀痛，皮肤潮红充血，肢端有轻度麻木或疼痛等，但不伴有溃疡、坏疽等神经营养障碍。本病起病急骤，局部皮肤温度超过 $32 \sim 36℃$ 的临界温度时常引起发作，且夜重昼轻。本病有原发与继发之分，原发者占多数，继发者由系统性红斑狼疮、酒精中毒等疾病引起。据特征性表现可诊断。耳郭视诊可见到踝、趾、腕或指穴区红润，有光泽。可探测到敏感点。

【治疗方法】

1. 取穴

患肢相应部位穴、交感、神门、心、皮质下。

2. 方法

（1）电针法：在相应部位探寻 2 个敏感点为一组（如膝、肘），交感、神门为一组，心、皮质下为一组，共三组穴位。在敏感点进针后，针柄分三组以正负极形成回路接上线夹（图 10 -

45)，调疏密波，电压强度为2V，频率8Hz，留针40分钟，20分钟后各组正负极交换一次。每日1次，每次一侧耳穴，两耳交替，10次为一个疗程，疗程间休息5天。

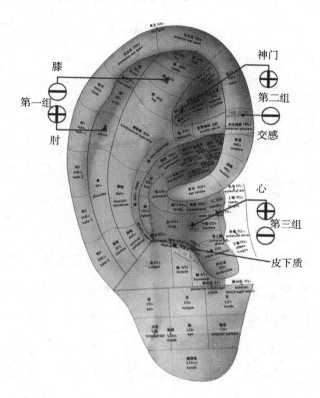

图 10-45 红斑性肢痛症耳穴电针取穴

（2）毫针法：全部穴位均取，在穴区敏感点进针，行强刺激泻法，留针40分钟，中间行针1次。取单侧耳穴，每天1次，10次为一个疗程，疗程间休息5天。

（3）压丸法：全部穴位皆取，在敏感点贴压固定王不留行籽，用强刺激对压法，每天按压3次，每次按压一侧耳穴，每次每穴按压30下，隔日换贴按压另一侧耳穴，10次为一个疗程，疗程间休息5天。

【按语】

南通医学院附属医院曾治疗本病 6 例，电针耳穴，每日 1～2 次，经 3～12 次治疗后症状基本消失，6～24 次后全部治愈。陈巩荪等观察到一例患者，在临界温度 32～34C°以上时，肢端就开始发红疼痛，耳穴电针后临界温度可上升 1～2C°。

用所选耳穴施法，经调节自主神经和血管舒缩功能，有效改善了血管的过度扩张。治疗期间应忌食刺激性食物，并注意避寒保暖和过度劳累。尽可能少用血管扩张剂及活血化瘀药。

十四、颈椎病

【概述】

颈椎病又称颈椎综合征，病变主要累及颈椎骨、椎间盘和周围纤维结构，伴有明显的脊神经根和脊髓变性，多发于 40 岁以上，且男性多于女性。中医称本病为"骨痹""肩颈痛"等，认为病变组织在骨，部位在督脉和足太阳经循行范围，由风寒侵袭、肝肾精血不充、督脉气血运行不利，颈项筋骨气滞血瘀而致。主要分为神经根型（以颈神经根受累的疼痛等症状为主要表现）、脊髓型（以肌力减退，浅感觉障碍等症状为主要表现）、交感型（以肩、颈痛及心动过速或过缓等症状为主要表现）、椎动脉型（以头晕、力弱、猝倒等症状为主要表现，症状常与头颈转动有关）、混合型（两型以上症状同时表现）。临床表现结合必要的体格检查可确诊。耳郭视诊可在颈椎、颈穴区见到点状白色或点状红晕。可探测到敏感点。

【治疗方法】

1. 取穴

主穴：颈椎、颈、神门、内分泌。配穴：枕、肝、肾、耳中、脾、皮质下。

2. 方法

（1）毫针法：主穴皆取，配穴据症状选 3～5 穴。在敏感点进针，行强刺激手法，留针 30 分钟，中间行针 1 次。每天 1 次，每次一侧耳穴，双耳交替，10 次为一个疗程。

（2）电针法：取穴同毫针法。选颈椎或颈、神门穴针柄接负极夹，配穴任意两穴针柄接正极夹，共 2 组输出线，调电针仪强度为 2V，疏密波，频率为 8Hz、100Hz 交替各 20 分钟，共留针 40 分钟，余穴针法同毫针法，留针 40 分钟。每日 1 次，每次一侧耳穴，两耳交替，10 次为一个疗程。

（3）压丸法：取穴同毫针法。在穴区敏感点行王不留行籽固定对压法，以强刺激手法，每次一侧耳穴，两耳交替，隔 2 天换贴按压 1 次，10 次为一个疗程。

【按语】

朱丹用耳压法治疗本病 39 例，经 10 次治疗后，颈神经综合征消失者 25 例，占 64%，好转 10 例，占 25%，无效 4 例，占 11%，总有效率为 89.7%。[实用耳穴诊治法，重庆大学出版社，1995]

耳穴施法除脊髓型颈椎病之外，其他各型均有较好疗效。在治疗期间可配合做颈部八段锦等有关的颈部运动，并行牵引，夜间睡觉尽可能仰卧，枕直径约 10cm 的圆形长枕。

十五、腰椎间盘突出症

【概述】

腰椎间盘突出为脊髓压迫症的常见病因之一，是腰椎间盘的退行性变，是因纤维环部分或全部破裂，髓核突出刺激或压迫神经根、马尾神经引起的一种综合征，主要表现为腰痛、坐骨神经痛、马尾综合征等。椎间盘突出也可发生于颈、胸部，但以腰椎间盘突出最多，约占90%，好发于青壮年的体力劳动者或平时锻炼较少者。中医称本病为"腰痛"等，由寒湿、湿热、肾虚和瘀血四种因素所致，并分为四种类型。主要表现为腰痛伴坐骨神经痛，下肢沉重麻木等。腰椎间隙 CT 扫描可诊断。耳郭视诊可在腰骶椎穴区见到点或片状白色或红晕。可探测到敏感点。

【治疗方法】

1. 取穴

主穴：腰骶椎、神门、臀、相应部位穴、皮质下、肾上腺。配穴：坐骨神经、肾、内分泌、交感。

2. 方法：

（1）毫针法：主穴皆取，配穴根据症状选2~3穴。腰骶椎穴区行透刺法，余穴行直刺法，用强刺激手法，留针30分钟，中间行针1次。双耳取穴，每日1次，10次为一个疗程，留针期间可让患者间歇地活动病患部位。

（2）电针法：主配穴与手法同毫针法。用电针仪2组输出导线，双耳各接一组，负极接腰骶椎针柄，正极接神门针柄（图10-46），调用疏密波，电压强度3V，频率为15Hz，留针30分钟，每日1次，10次为一个疗程。

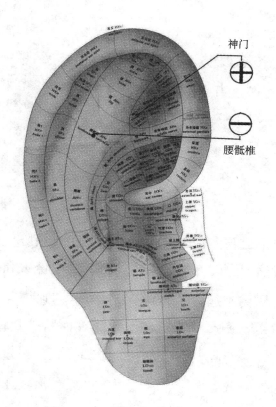

神门

腰骶椎

图 10-46　腰椎间盘突出耳穴电针取穴

（3）压丸法：取穴同毫针法，在敏感点用王不留行籽贴压固定，单耳取穴，每天按压 3 次，每次每穴按压 30 下，3 天后换贴另一侧耳穴，5 次为一个疗程。

【按语】

腰椎间盘突出症的疼痛是多种因素引起，有神经压迫、化学炎症、自身免疫、一氧化氮和白细胞介素、磷脂酶 A2 等多种关于致痛机制的学说，耳穴施法是通过痛觉等感受器，将冲动传至脑干部网状结构而引起镇痛效应。

笔者曾用电针法治疗 40 例腰椎间盘突出症患者，其中男 29 例，女 11 例；年龄 20～36 岁者 13 例，37～55 岁例者 23 例，56 岁以上者

4 例。疗程：一年以内者 9 例，1～3 年者 19 例，3 年以上者 12 例。40 例中伴有腰椎管狭窄者 4 例，黄韧带增厚者 2 例。结果：经 1～4 个疗程治疗后，显效 16 例，占 40%；好转 19 例，占 47.5%；无效 5 例，占 12.5%。总有效率为 87.5%。

十六、泌尿系结石

【概述】

泌尿系结石的形成与多种因素相关，如感染、新陈代谢紊乱、尿酸盐等的沉积而形成结石，可分为上尿路（肾、输尿管）和下尿路（膀胱和尿道）结石。中医称本病为"石淋""砂淋""血淋"等，由饮食不节、喜怒不时、虚实不调、脏腑不和，致肾虚而膀胱热，皆为寒、热、湿下移膀胱致水道涩滞而成。主要表现为腰部或腹部出现阵发性剧痛或隐痛、钝痛、绞痛，或兼有血尿、脓尿等。疼痛可沿输尿管向膀胱区或外阴部、大腿内侧放射。根据临床症状结合 B 超可诊断。耳郭视诊可在结石的相应穴区见到点状白色或暗灰色，发作期边缘红晕。可探测到敏感点。

【治疗方法】

1. 取穴

主穴：肾、输尿管、膀胱、交感。配穴：疼痛加神门、皮质下，感染加肾上腺，下尿路结石加尿道、外生殖器，小便淋沥加三焦。

2. 方法

（1）压丸法：主穴皆取，配穴依症状选取。在敏感点贴压王不留行籽，每日自行按压 3 次，每次每穴按压 30 下。2～3 日换贴按压另一侧耳穴，10 次为一个疗程，疗程间休息 7 天。

（2）电针法：取穴同压丸法。在敏感点进针，行强刺激手法，电针可选肾或输尿管针柄接负极，神门接正极；交感穴针柄接负极，皮质下针柄接正极。调疏密波，电压强度3V，频率20Hz与100Hz交替各20分钟，共留针40分钟，每次一侧耳穴，每日1次，两耳交替，10次为一个疗程。本法可用于肾绞痛患者。

（3）压丸与电针交替法：依压丸法、电针法取穴并施法，一侧耳穴用压丸法，另一侧耳穴用电针法，两耳同时进行治疗，每天1次，两耳交替，10次为一个疗程，疗程间休息7天。

【按语】

王炳恒报道，用耳穴压丸法治疗本病41例。结果有21人排石，最大结石为0.7cm×1.0cm。11例的症状消失，客观检查正常，为痊愈，占27%，10例显效，8例有效，12例无效。总有效率71%。［吉林中医药，1986，（4）：15］

管遵信用耳穴压丸加电针治疗泌尿系结石8例，痊愈7例，有效1例。［中国耳针学，上海科学技术出版社，1995］

所用耳穴均有镇痛、利尿、排石、清热、消炎作用，对本病有较理想的疗效。但应选择结石不超1cm大，且表面光滑，未出现梗阻、严重感染及肾功能受损的患者。

十七、无菌性前列腺炎

【概述】

前列腺炎是男性成年人常见病，可分为急、慢性细菌性和非（无）菌性及前列腺痛4类，其中非菌性发病率最高，约占所有前列腺炎的90%。中医称本病为"淋浊""劳淋""白浊"等，由外感毒热、饮食所伤、房事过度、肾阳虚损、气滞血瘀等因素导致。主要表现为尿频、尿急、尿痛、会阴部坠胀疼痛，尿道口常有白色粘浊分泌物溢出等，前列腺液检查结合直肠指诊可诊断。耳郭视诊可在艇角区或艇中穴区见到片状白色，或边缘红晕。可探测到敏感点。

【治疗方法】

1. 取穴

主穴：艇角、尿道、内生殖器、盆腔。配穴：艇中、膀胱、肾、脾。（图10－47）

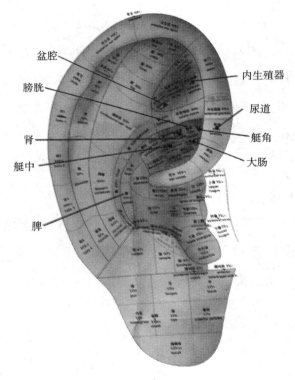

盆腔

膀胱

肾

艇中

脾

内生殖器

尿道

艇角

大肠

图10－47　无菌性前列腺炎耳穴取穴

2. 方法：

（1）毫针法：主配穴皆取。在敏感点进针，行轻刺激捻转手法，留针40分钟，中间行针1次。取一侧耳穴，每天1次，两耳交替，10

天为一个疗程，疗程间休息 5 天。

（2）压丸法：取穴同毫针法，在敏感点用王不留行籽贴压固定，每天按压 3～5 次，每次取一侧耳穴，每穴按压 30 下。3 天后换贴按压另一侧耳穴，5 次为一个疗程，疗程间休息 5 天。

（3）磁疗法：取穴同毫针法，用磁珠或磁片贴压在敏感点上。用补法按压，每日 3 次，每次一侧耳穴。2～3 天换贴按压另一侧耳穴，5 次为一个疗程，疗程间休息 5 天。

【按语】

笔者曾用压丸法和磁疗法同时治疗（一侧耳穴用压丸法，一侧耳穴用磁疗法）非菌性前列腺炎 21 例，治疗期间每天用温热水行坐浴 1 次，经 2～4 个疗程治疗，结果：显效（自觉症状基本控制，前列腺经 B 超观察有缩小）12 例，有效（症状有所减轻，前列腺经 B 超观察无变化）8 例，无效（症状和 B 超观察无变化）1 例。

对非菌性前列腺炎采用耳穴治疗的同时，还应做好患者的思想工作以消除顾虑，并禁止饮酒和进食刺激性食物，禁绝手淫，保持大便通畅，适当参加体育锻炼。如能每天行热水坐浴（水温约 42～43℃），疗效会更加明显。

十八、睾丸炎

【概述】

睾丸炎多由血液或淋巴途径感染而发病，各种全身性感染疾病（如流行性腮腺炎、猩红热等）、局部外伤、化学性刺激等，均可导致本病的发生。中医称本病为"子痈"等，因感受寒湿、饮食所伤、肝气郁结、气滞血瘀而成。根据主要临床表现为寒湿型（睾丸疼痛，遇寒加剧等)、湿热型（睾丸及阴囊灼热、疼痛等）、气滞型（睾丸坠胀痛，痛引小腹等）、气滞血瘀型（睾丸坠胀痛，触压痛重等）四种证型。根据症状和体征即可诊断。耳郭视诊可在内生殖器、对屏尖穴区见到色红油润，或点状红晕，有光泽，可探测到敏感点。

【治疗方法】

1. 取穴

主穴：内生殖器、外生殖器、内分泌、屏尖、艇角。配穴：肝、肾、肾上腺、皮质下、三焦、对屏尖、脾。

2. 方法

（1）毫针法：主穴皆取，配穴选 2~4 穴。找准敏感点进针，行强刺激泻法，留针 30 分钟，中间行针 1 次。每日 1 次，每次一侧耳穴，两耳交替，5 天为一个疗程。

（2）耳穴体穴灸法：耳穴同毫针法，体取大敦（足拇趾外侧，去指甲角约 3mm）（图 10-48），曲泉（屈膝，在膝关节内侧横纹头上方，当胫骨内之后，于半膜肌、半腱肌止之前方）（图 10-49）。耳穴行线香悬灸，以耳郭发热为度，每天 1 次，每次一耳穴，两耳交替；体穴取双穴用艾条悬灸，每日 1 次，每次 15~20 分钟，5 天为一个疗程。

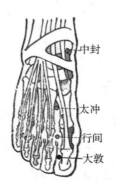

图 10-48　大敦位置

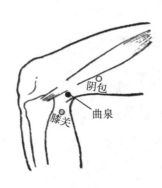

图 10-49　曲泉位置

【按语】

陈巩荪等曾观察 5 位体温在 38℃ 以内的患者。单用耳针治疗，全部近期治愈。针刺入，耳郭发热充血后，多数患者立即疼痛减轻，有阴囊上提感，辅以热敷和提睾带抬高阴囊可缩短疗程。对体温在 38℃ 以上，全身症状较明显者，应给输液、抗生素或服中药，辅以耳针止痛。［耳针研究，江苏科学技术出版社，1982］

治疗睾丸炎用耳穴疗法，对睾丸部可起到活血化瘀、消炎止痛的作用，临床多显即刻效应，尤以耳穴体穴配合同时施灸，疗效更为显著。

十九、手术后不适症

【概述】

由于手术带来的组织损伤、生理变化以及麻醉反应和麻醉作用的消失等，出现手术切口疼痛、恶心、腹胀、呃逆等症状，统称为手术后不适症。主要临床表现为麻醉作用消失后，切口感到疼痛、恶心、腹胀、呃逆，出现尿潴留等。

【治疗方法】

1. 切口疼痛　取相应部位的敏感点、神门，用毫针或压丸法，疼痛较剧者可行电针。

2. 恶心、呕吐　取交感、缘中、胃。对准敏感点可行毫针法，留针 30 分钟；或行王不留行籽贴压固定，并施轻柔按揉法，此法对麻醉反应及精神因素所致恶心、呕吐有佳效。

3. 腹胀　取大肠、小肠、胃、脾、交感。用毫针法，行强刺激，留针 60 分钟，每隔 20 分钟行针 1 次。在大肠穴针柄接负极，交感穴针柄接正极（图10-50），疏密波，强度2V，频率20Hz，留针30分钟，行电针法。

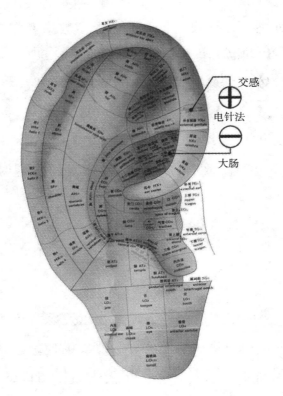

图10-50　手术后腹胀耳穴电针取穴

4. 呃逆　取耳穴行毫针法，留针60分钟，中间行针3次，用泻法。或取神门、交感、胃、耳中，用硫酸阿托品0.25mg做耳穴药物注射。

5. 尿潴留　取肾、膀胱、交感、三焦，行毫针法，用补法，留针30分钟，每隔10分钟行针1次。

【按语】

陈巩荪报道，上海某医院用耳针治疗疤痕切口痛14例，6例显效，

7例进步，1例无效。遵义医学院用耳根透穴法治术后切口痛20余例，也取得较好疗效。[耳针研究，江苏科学技术出版社，1982]

耳针治疗术后不适症，方法简便，疗效明显，省钱又省时，且无不良反应。

二十、阳痿

【概述】

阳痿是男性性功能障碍之一，是指阴茎不能勃起，或虽能勃起但不坚以致不能插入阴道进行性交者，有原发（一次也不能性交者）和继发（曾有过成功性交者）之分。中医称本病为"阴萎""阴器不用"，由命门火衰、心脾两虚、肝气郁结、湿热下注、惊恐伤肾而致。现代医学认为阳痿可由精神心理因素或器质性病变造成，器质性病变引起者表现为阴茎任何时候不能勃起，而精神心理因素所致阳痿只在性生活时不能勃起，或在兴奋时不能勃起，或者在进入阴道后松弛。根据能否行正常性生活即可诊断。耳郭视诊可在外生殖器、内生殖器见到脱屑或呈灰白色。可探测到敏感点。

【治疗方法】

1. 取穴

主穴：内生殖器、外生殖器、肾、缘中、皮质下。配穴：肝、心、脾、三焦、耳尖、内分泌、艇角、交感。（图10－51）

2. 方法

（1）压丸法：主穴皆取，配穴选2～4穴。取一侧耳穴，用王不留行籽贴压，虚证用补法，湿热下注用泻法，隔2～3天换贴另一侧耳穴，10次为一个疗程。

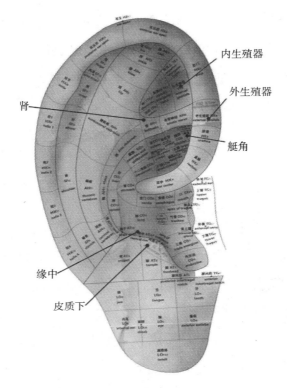

内生殖器

外生殖器

肾

艇角

缘中

皮质下

图 10-51　阳痿耳穴部分取穴

（2）埋针法：取穴同压丸法，用揿针埋一侧耳穴，隔 3 天换埋另一侧耳穴，天热时应缩短时间，可隔日换埋 1 次，10 次为一个疗程。

（3）药物注射法：取穴同压丸法，药用人绒毛膜促性腺激素，用前先做过敏试验，然后将 500U 的粉针剂溶于 1mL 注射用水，每穴注入 0.1mL。每次一侧耳穴，两耳交替，每周注 1 次，4 次为一个疗程。休息 1 月继续下一疗程。

【按语】

朱丹报道，王忠等用耳针治疗本病 15 例，基本痊愈 13 例，无效 2 例。朱丹用耳压结合体穴药物注射（药物用维生素 B_1 和丙酸睾酮）治疗阳痿取得满意疗效。[实用耳穴诊治法，重庆大学出版社，1995]

阳痿病因较复杂，耳穴疗法的适应证主要是精神和部分内分泌性患者，因耳穴疗法是经调整垂体、高级神经中枢、自主神经、内分泌功能，使阴茎的血供增强而获效。

第五节　皮肤科疾病

一、接触性皮炎

【概述】

接触性皮炎系由皮肤或黏膜接触某种外界刺激物而发生的炎症反应，接触物质可分为动物性、植物性和化学性三大类。中医学认为接触性皮炎与"禀赋不耐"的内因和"接触"的外因有关，外因通过内因而起作用。《皮肤病学》认为发病原因可分为两大类，皮炎发生的原因（原发性刺激和变态反应）和皮炎发展的原因（如搔抓、肥皂洗、食物刺激等再刺激因子）。主要表现为皮肤出现红、肿、丘疹、水疱等。根据接触史及边缘鲜明的红肿表现可诊断。耳郭视诊可在风溪穴区见到暗红色丘疹，有脂溢，可探测到敏感点。

【治疗方法】

1. 取穴

主穴：相应部位穴、神门、肺、风溪。配穴：肾上腺、内分泌、枕。

2. 方法

（1）毫针法：主穴皆取，配穴选 1～2 穴。在敏感点进针，行强刺激手法，每天 1 次，每次一侧耳穴，留针 30 分钟，两耳交替，直至痊愈。

（2）电针法：取穴同毫针法。用毫针在敏感点进针后，将风溪穴针柄接负极，肾上腺针柄接正极，调电针仪至疏密波、强度2V、频率8Hz，留针30分钟。每日一侧耳穴，两耳交替，直至痊愈。

（3）耳穴药物注射法：取穴同毫针法。用维生素 B_{12} 针剂每穴注入0.2mL，每天1次，每次一侧耳穴，两耳交替，直至痊愈。

【按语】

管遵信报道曾在门诊治疗1例接触生漆后出现全身发痒，面部浮肿，伴发热、头痛、食差等症状的患者。用耳穴探测仪探得肺、风溪、内分泌为强阳性。当即在左耳用毫针针风溪、内分泌、肾上腺，并透刺上下肺穴，留针30分钟后，痒感明显减轻。第二日复诊，面目浮肿已不明显，再针神门、肺、风溪、内分泌。第三日面目已恢复正常，偶有痒感。巩固治疗2次后而愈。［中国耳针学，上海科学技术出版社，1995］

对本病的治疗是在去因疗法（发生原因和发展原因）的同时行耳穴施法，以起到消肿镇静、祛风止痒、抗过敏的作用。

二、湿疹

【概述】

湿疹是一种发病原因很复杂的表皮炎症，一般认为与变态反应、营养失调、神经功能障碍因素相关。中医称本病为"浸淫疮""血风疮""粟疮"，局限性的称"旋耳疮""四弯风"等，而婴儿湿疹称"胎疮"。由禀性不耐，风湿热邪客于或郁滞肌肤而成，有急性、亚急性和慢性之分。急性湿疹皮肤损害呈多形性，发病快，可发于身体任何部位；亚急性湿疹是急性湿疹在演变的过程中，出现鳞屑、结痂等表现；慢性湿疹往往是急性或亚急性湿疹日久不愈，转变而成，皮损呈棕红色或带灰色，浸润及变厚，更为突出。根据病史、形态及病程可诊断。耳郭视诊可在肺穴区和与皮损相应的耳穴区见到呈糠皮样脱屑或丘疹、潮红或皮肤粗糙有脂溢。可探测到敏感点。

【治疗方法】

1. 取穴

主穴：皮损相应部位穴。配穴：肺、肾上腺、内分泌、神门。

2. 方法：

（1）毫针法：主穴必取，配穴选2~3穴。在敏感点进针，若湿疹面积大时，则在相应部位穴区多针刺入或点刺。用强刺激手法，每日1次。每次一侧耳穴，留针30分钟，中间行针1次，两耳交替，10次为一个疗程，疗程间休息5天。

（2）电针法：取穴同毫针法。在敏感点进针后，选主穴两个针柄上接电针仪输出导线的负极，选肺、肾上腺或内分泌针柄上接正极，共2组输出线。调疏密波，输出强度2V，频率10Hz，留针时间30分钟。每天1次，每次一侧耳穴，两耳交替。10次为一个疗程，疗程间休息5天。

（3）割治法：取穴同毫针法。耳郭消毒后，用眼科用小手术刀，在所选穴位上轻划1~2刀，伤口约0.2~0.4cm长，深度以渗血为好。每次割治一侧耳穴，两耳交替，每周1~2次，4次为一个疗程。

【按语】

周秋芳等报道，在耳轮部用割治法治疗12例湿疹，其中急性期8例，亚急性期3例，慢性期1例。平均疗程7天，施治次数3~4次。

结果全部治愈。[四川中医，1989，7（1）：49]

王鹏辉用耳针加锌离子透入治疗湿疹65例，结果痊愈30例，显效18例，有效13例，无效4例。总有效率93.8%。[浙江中医杂志，1990，25（12）：561]

湿疹是一种常见的变态反应性皮肤病，其慢性者治疗颇为棘手，因耳穴疗法有清热、安神、止痒、消炎、促进皮损愈合之效，故临床疗效较好。

三、扁平疣（附寻常疣）

【概述】

扁平疣多发于青少年，好发于颜面与手背，为人乳头瘤病毒所致，病程慢性，可达数月至数年之久，但经适当治疗，可获痊愈，并不留疤痕。中医认为因风热之邪搏于肌肤，或怒动肝火，或因血虚肝失所养，而引起气血凝滞，郁于肌肤而成。主要表现为正常皮色或浅褐色，粟粒至高粱米大小的扁平隆起丘疹，表面光滑，触之较硬等。根据皮损特点、部位、发病年龄、无自觉症等易于诊断，但须与毛发上皮瘤、汗管瘤、疣状表皮结构不良相鉴别。耳郭视诊可在皮损部位相应耳穴区见到点状丘疹。可探测到敏感点。

【治疗方法】

1. 取穴

主穴：相应部位穴、肺。配穴：肾上腺、大肠。

2. 方法

（1）埋针法：主配穴全取。在穴区敏感点将消毒好的揿针刺入，并用胶布固定，夏天2天换埋1次，冬天3天换埋1次，5次为一个疗程，埋针期间每天按压3次。

（2）压丸法：取穴同埋针法。将王不留行籽贴在敏感点上并固定。每次一侧耳穴，两耳交替，2~3天换贴1次，10次为一个疗程。压丸期间每日自行按压3次，每次每穴按压30下。

（3）耳垂放血疗法：取两耳垂舌与眼的中点（图10–52），用无菌注射针头行点刺并挤压局部使每侧放血少许，每5天治疗1次，5次为一个疗程。

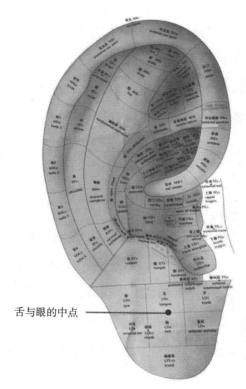

舌与眼的中点

图10–52　扁平疣耳垂放血疗法位置

【附】 寻常疣

寻常疣中医称为"千日疮"，俗称"刺瘊"等，初发为米粒至绿豆大的多形丘疹，质略硬，顶中呈花蕊或刺状，基底及周围无炎症，偶有挤压痛，撞击易出血。取穴及治疗方法与扁平疣相同。

【按语】

陈巩荪等曾对 136 名患者进行了 190 例次的治疗观察，患者随机分为 3 组：第 1 组神门穴、肺穴埋针，第 2 组胸穴、尿道穴埋针，第 3 组神门穴、肺穴压丸。经三周治疗后第 1 组痊愈率 12%，有效率 63.6%。其余二组疗效稍差，但无显著差异。陈巩荪还查阅到一些单位分别用耳针治疗本病数十例至百余例，尽管疗效标准不尽相同，但痊愈率均在 55%～75%。〔耳针研究，江苏科学技术出版社，1982〕。

该病取相应部位与肺穴为主穴，配肾上腺和大肠穴施法，可祛风热，散瘀滞，并有清热、消炎、抗感染的作用，治疣可获佳效。

四、带状疱疹

【概述】

带状疱疹是由带状疱疹病毒感染所致的皮肤病，易发于春、秋季，不受年龄限制，一次罹患后，可获免疫。中医称本病为"缠腰火丹""蛇串疮""串腰龙"等，由情志内伤、肝失疏泄、脾失健运、湿热搏结，感受风火湿毒之邪，郁于少阳厥阴两经而成。主要表现为轻度发热、疲倦无力等全身症状，发疹的部位先有神经痛，或皮肤感觉过敏，经 1～3 日后，局部皮肤出现丘疱疹，周围红晕等。根据单侧性发疹，沿周围神经分布，水疱簇集数群排列成带状，伴见神经痛等症状，不难诊断。耳郭视诊可在皮损相应的耳穴区见到点状或带状红晕，有光泽。可探测到敏感点。

【治疗方法】

1. 取穴

主穴：肺、相应部位穴。配穴：肝、胆、神门、皮质下。

2. 方法

（1）毫针法：主配穴全取。用毫针在敏感点进针，行强刺激泻法，留针 30 分钟。每日 1 次，每次一侧耳穴，两耳交替，直至皮损痊愈。

（2）药物注射法：取穴同毫针法。用维生素 B_1 和 B_{12} 注射液各 1 支，混合抽入注射器中，即在所选穴敏感点皮下注入药液 0.1mL。每日 1 次，每次一侧耳穴，两耳交替，直至痊愈。

（3）放血法：先按摩耳部，使之充血，然后在耳背选取一条静脉，用三棱针点刺放血十余滴。3 天治疗 1 次，每次一侧耳穴，两耳交替，直至治愈。年老体弱者，不宜此法。

【按语】

管遵信用耳穴注射维生素 B_1、B_{12} 治疗带状疱疹 11 例，其中 10 例注射 3～10 次后痊愈。［中国耳针学，上海科学技术出版社，1995］

江苏省中医研究所用激光照射耳穴治疗本病 27 例，痊愈率 81.5%，显效 14.8%，总有效率 96.3%。［全国经络学术会议论文，1983］

依本组耳穴施法，有清热、祛风、止痒、镇痛和促进皮损愈合的作用，对带状疱疹的治疗有较好疗效。对后遗性神经痛者，可配合体针及局部中西药外治法。

五、瘙痒症

【概述】

瘙痒症系临床上无原发性皮损害，而以瘙痒为主的皮肤病，有泛发和局限之分，泛发者以内在（如糖尿病、肾炎、药物或食物致敏等）或外在（皮肤干燥、消毒药物刺激等）原因引起，局限性者常为染料、丝织品、羽毛等物致敏，白带过多、阴道滴虫或霉菌病、肛裂等亦可见。中医学认为，本病多因血虚风燥、气血两虚、血不养肤而致，属阴证。全身性瘙痒以阵发为主，每次能延长数小时；局限性瘙痒，好发于肛门、女阴及阴囊等处。根据瘙痒和继发性抓痕、色素沉着等症状，诊断不难，但确定病因，则需进行相关体检。耳郭视诊泛发性在肺区，局限型则在耳穴相应部位，可见到糠皮样脱屑，不易擦除。可探测到敏感点。

【治疗方法】

1. 取穴

主穴：风溪、肺。配穴：神门、内分泌、相应部位穴、肝、心。

2. 方法

（1）压丸法：主配穴皆取。在所选耳穴敏感点用王不留行籽贴压并固定，每次一侧耳穴，每日自行按压3次，每次每穴按压30下。两耳交替，2～3日换贴另一侧耳穴，5次为一个疗程。

（2）埋针法：取穴同压丸法。在所选耳穴区敏感点埋入揿针，并用医用胶带固定，每次一侧耳穴，3天换埋另一侧耳穴，两耳交替，7次为一个疗程，疗程间休息10天。

（3）药物注射法：取穴同压丸法。在选穴敏感点皮下注射0.25%～0.5%普鲁卡因注射液0.1mL，每日1次，每次一侧耳穴，两耳交替，10次为一个疗程，疗程间休息5天。

【按语】

福建龙溪地区某医院用耳穴注射普鲁卡因治疗瘙痒症20例，治愈

7 例，好转 11 例。有效率 90%。［中华医学杂志，1973，（8）：489］

罗裕民用耳穴埋针治疗瘙痒症 30 例，痊愈 25 例，进步 5 例，总有效率 100%。［江西中医药，1987，（6）：36］

肺主皮毛，故选肺穴为治疗皮肤病的主穴，风溪为止痒效穴，与配穴组合施法，可祛风而止痒，安神而止痒，调患部气血而止痒，对瘙痒症疗效明显。但一定要在去除内外病因的基础上进行。

六、神经性皮炎

【概述】

神经性皮炎是以阵发性皮肤瘙痒、皮肤增厚、皮沟加深和多角形丘疹为特征的慢性皮肤炎症，好发于头、四肢、肩、腰部等处，发病常与精神兴奋、忧郁或神经衰弱有关，有人称之为"有痒感的皮肤神经官能症"。中医称本病为"顽癣""牛皮癣""摄领疮"等，因风湿热邪阻滞肌肤或外来机械刺激，或病久伤阴耗血，血虚生风化燥，或肝郁化火，气血失调，凝滞皮肤而发病，因此辨证分为三型。根据受累范围大小可分为局限性和播散性，局限性者表现为颈、项、肘等部初发瘙痒，经搔抓等刺激出现苔藓样变等；播散性者亦称泛发性神经性皮炎，皮损散发全身多处，多见于成人及老年。耳郭视诊可在肺穴区、相应部位见到糠皮样脱屑，不易擦除。可探测到敏感点。

【治疗方法】

1. **取穴**

主穴：肺、肝、肾上腺、皮质下、枕。配穴：神门、相应部位穴、心。

2. 方法

（1）毫针法：风湿热型选肝、肺、肾上腺、神门、心、相应部位穴，血虚风燥型选肝、皮质下、神门、肺、心，肝郁化火型选肝、枕、神门、心、相应部位穴。在所选穴敏感点进针，强刺激手法，风湿热型用泻法，血虚风燥型心、肺穴用补法，肝郁化火型心穴用补法。留针 90 分钟，期间行针 3 次。每次一侧耳穴，隔日针 1 次，两耳交替，10 次为一个疗程。

（2）药物注射法：取穴同毫针法。药用维生素 B_1、B_{12} 注射液各 1 支混合，每穴注入约 0.2mL 左右。每次一侧耳穴，两耳交替，隔日治疗 1 次，10 次为一个疗程。

（3）放血法：此法主用于风湿热型。选耳背较明显的小静脉，用三棱针点刺放血 15 滴左右。每次一侧耳背只选一条小静脉，两耳交替，每周 2 次，5 次为一个疗程。

【按语】

王天德报道，以耳背放血疗法为主，配合体针委中、曲泉、膈俞、血海治疗 31 例神经性皮炎，仅 1 例无效，大多在治疗 1～3 次后即痊愈。[河南中医学院学报，1976，（2）：21]

神经性皮炎属一种难治的瘙痒性皮肤病，采用耳穴治疗可调整大脑皮层的兴奋与抑制，使之平衡，同时可通调血脉，调和局部气血，起到安神止痒及祛风、除湿、解毒、消炎之功效。

七、银屑病

【概述】

银屑病俗称"牛皮癣"，是一种常见的原因不明的具有特征性皮损的慢性鳞屑性皮肤病，其病程较长，一般夏季减轻，冬季加重或复发，一般认为发病与感染、精神与神经障碍、代谢障碍、变态反应、外伤、寒冷潮湿、遗传等因素有关。中医称本病为"白疕"，认为与饮食不节、精神因素、病灶感染等因素有关。由外感风邪，搏于肌肤，郁久化热，以致血热、血燥或血瘀，或因肝肾亏损，冲任不调、营血不和，脏腑阴阳失调而致，经辨证可分为四型（血热、血燥、血瘀、冲任不调）。依临床表现可分为四种类型（寻常型、红皮病型、脓疱型、关节炎型），据皮损特征及病史，易诊断。耳郭视诊可在肺穴区、皮损相应耳穴区见到点状或小片状白色鱼鳞状脱屑，边缘红晕，或见皮肤粗糙。可探测到敏感点。

【治疗方法】

1. 取穴

主穴：肺、心、神门、耳中。配穴：风溪、肾上腺、内分泌、枕。

2. 方法

（1）割治法：每次主配穴各选 3 穴，消毒后，用 11 号尖手术刀行划破表皮使之渗血为宜，并挤血少许，然后以消毒棉球覆盖。血热型和血瘀型可多挤血几滴。每周割治 2 次，每次一侧耳穴，4 次为一个疗程。

（2）耳背放血法：先摩擦耳郭 3~5 分钟，使之充血，后选耳背上、中段小静脉 2 条，用手术刀尖划破，使出血量达 2mL 左右，然后用消毒棉球压迫止血，每周治疗 2 次，每次一侧耳穴，两耳交替，4 次为一个疗程。

（3）毫针法：主配穴皆取。在敏感点进针，强刺激手法，留针 90 分钟，期间每隔 20~25 分钟行针 1 次。每天 1 次，每次 1 侧耳穴，两耳交替，10 次为一个疗程。

【按语】

本溪钢铁公司职工医院用耳穴割治法治疗银屑病 500 例，283 例

在割治 1~3 次后皮损完全消退，割治 5 次后总有效率为 97.8%。[辽宁中医杂志，1987，(7)：38]

周择良等用针刺耳尖放血治牛皮癣 50 例，结果痊愈 32 例，好转 16 例，无效 2 例。[中国针灸，1989，9 (5)：23]

耳穴施法治疗银屑病，有清热凉血，活血祛瘀，健肤止痒的作用，临床获效较好。为防复发，应尽量做到：①解除思想顾虑，不要乱用药；②不饮酒、不吸烟、不吃刺激性食物；③减少紫外线照射，用温热水、肥皂水或用杨树叶煎水洗患部。

八、痤疮

【概述】

痤疮为一种毛囊皮脂腺结构的慢性炎症性疾患，好发于面部、胸、背等处，多发于青年男女。中医称本病为"面疱""酒刺""粉刺""痤疮"等，由饮食不节，致肺胃湿热，或脾气不健，湿郁化热，或冲任不调，症状呈周期性变化，女性常伴月经不调。临床依症可分为三型，主要表现为面生毛囊性红色丘疹，少数呈灰白色小丘疹，可发展为小脓疱，溃破后可遗留暂时性色素沉着或轻度凹陷的小瘢痕等。据皮脂腺发达部位出现的散在性丘疹或脓疱，对称分布的黑头粉刺，不难诊断。耳郭视诊可在相应部位见到点状红晕或点状白色，在肺、内分泌等穴见到油润有光泽。可探测到敏感点。

【治疗方法】

1. 取穴

主穴：肺、胃、内分泌、相应部位穴。配穴：肾上腺、神门、皮质下、内生殖器。

2. 方法：

（1）毫针法：主配穴皆取。在敏感点进针，行强刺激泻法，留针40分钟，中间行针1次。每次一侧耳穴，两耳交替，隔日1次，10次为一个疗程，疗程间休息5天。

（2）压丸法：取穴同毫针法。在敏感点贴压固定王不留行籽，每天按压3次，每次一侧耳穴，每次每穴按压30下，3天后换贴按压另一侧耳穴，10次为一个疗程，疗程间休息5天。

（3）放血法：取穴同毫针法。在所选穴敏感点用无菌注射针头点刺放血，每穴2～3滴，每次一侧，两耳交替，每周放血2次，6次为一个疗程。

【按语】

徐宜厚曾用耳针治疗本症80例，临床痊愈62例，占77.5%，总有效率91.3%。[中医杂志，1987，28（6）：18]

韩碧英等用耳穴割治敷药法治痤疮217例，痊愈94例，占43.37%，总有效率96.31%。[中医药学报，1988，（6）：28]

痤疮是一种影响面部美观的常见皮肤病，本法治疗是通过清肺经风热，清脾胃湿热，而起到调整激素分泌和高级中枢功能及消炎、脱敏、镇静、美容作用，临床验证有较好疗效。

九、黄褐斑

【概述】

黄褐斑亦称肝斑，是发生于面部的局限性淡褐色或褐色皮肤色素改变，是一种色素沉着性皮肤病，男女均可发病，但以女性较多，尤以孕妇和口服避孕药者，结核、肿瘤、慢性酒精中毒、肝病等患者多见。中医称本病为"黧黑斑""面尘""蝴蝶斑"等，认为本病与肝、脾、心、肾有关，因肝肾阴虚、气血不和、血瘀所致。皮损主要表现为黄褐色或咖啡色的斑片，形状不同，大小不等，表面光滑，无鳞屑，无炎症，无自觉症状，好发于颧、鼻等部位。依损害的黄褐色变化、好发部位及无自觉症状等不难诊断。耳郭视诊可在相应部位、肺区，见到点状褐色或暗灰色。可探测到敏感点。

【治疗方法】

1. 取穴

主穴：肝、内分泌、肺、面颊。配穴：与月经有关加内生殖器，肝肾阴虚加肾、耳背肝，气血郁滞加心，少食纳呆加脾、胃。

2. 方法

（1）毫针法：主穴皆取，配穴加2～3穴。在敏感点进针，用强刺激手法，留针30分钟。每次一侧耳穴，每日1次，两耳交替，10次为一个疗程，疗程间休息5天。

（2）割治法：主穴皆取，配穴选1～2穴。消毒后用11号尖手术刀在每个耳穴划割1刀，使之出血少许，然后用消毒干棉球压迫止血。每次一侧耳穴，隔4天后换割另一侧耳穴，5次为一个疗程，疗程间休息7天。

（3）压丸法：取穴同毫针法。将王不留行籽贴压固定在敏感点上，每日按压3次，每次贴压一侧，每次每穴按压30下。隔3日换贴按压另一侧耳穴，7次为一个疗程，疗程间休息5天。

【按语】

施易安曾用耳压治疗本病80例，优良率（1～2个疗程后黄褐斑明显消退）92.5%。[江苏中医，1989，（2）：8]

杜玮等用耳压治疗黄褐斑 50 例，显效 26 例，总有效率 96%。〔陕西中医，1989，10（6）：269〕

黄褐斑为一种常见的色素障碍性皮肤病，因其多发于头面部，虽无自觉症状，但有损容貌，故求治者日众。以耳穴施治，可疏肝理气，活血化瘀，补肺气而活血，益肾气而补血，健脾又益胃，实现了对人体雌激素及黄体酮的调节，从而有效改变了色素沉着状况，使症状逐渐消失。治疗期间还需注意心理调适，并多食含维生素 C 的食物。

十、荨麻疹

【概述】

荨麻疹又称"风疹块""风团疹"，虽为常见的皮肤病，但它也是许多疾病的症状之一，属变态反应性疾病。中医称本病为"瘾疹""风疹""风瘙隐疹"等，由禀赋不受，饮食不慎，或体虚不固，腠理疏松，或肝郁气滞，阴血受损，复感风邪而发。其病因复杂，涉及对蛋白质食物以及某些药品、生物制品的过敏反应，寄生虫、细菌、真菌、病毒感染，以及胃肠功能、内分泌、精神因素等及外界各种理化刺激。主要有皮肤型（大小不等的局限性风疹损害，呈现鲜红或白色，边界清楚，发无定处，来去迅速，瘙痒剧烈，愈后不留痕迹）、胃肠型（伴有腹痛、腹泻、恶心、呕吐、气喘、头晕、心悸、关节痛、颈痛等症状），并有急慢性之分。急性者，发作一次或几次后即痊愈；慢性者，可经年累月不断发作。各型据皮损形态和发作规律，不难诊断。耳郭视诊可在肺和皮损相应耳穴区见到呈糠皮样脱屑或丘疹。可探测到敏感点。

【治疗方法】

1. 取穴

主穴：肺、心、内分泌、神门、风溪。配穴：风热型加耳尖、肾上腺，风寒型加肾，肠胃湿热型加大肠、胃，气血两虚型加肾、脾，冲任不调型加内生殖器、肾。

2. 方法

（1）毫针法：据辨证选主穴及配穴共 4~6 个。在敏感点进针，风热、风寒、肠胃湿热型用强刺激泻法，气血两虚及冲任不调型用轻刺激补法，留针 40~60 分钟。每日 1 次，每次一侧耳穴，两耳交替，10 次为一个疗程。

（2）压丸法：选穴同毫针法。将王不留行籽贴压固定，按压一侧，每天按压 6 次，每次每穴按压 30 下，两耳隔 2 天换贴 1 次，5 次为一个疗程。

（3）放血疗法：选耳背后中上部小静脉，用无菌注射针头将静脉刺破后挤压，放血少许。每日两耳均放，隔日 1 次，3 次为一个疗程。

【按语】

王建阁用耳背放血治疗本病 72 例，总有效率达 94%。［浙江中医杂志，1990，25（5）：210］

张和媛用耳针治疗荨麻疹 42 例，经 1~3 次治疗后，治愈 41 例，有效率 97%。［贵阳中医学院学报，1987，（1）：41］

荨麻疹慢性发作者治疗颇为棘手。耳穴治疗可以抗过敏、抗炎、止痒并改善胃肠道反应，故临床疗效较好。但对顽固、重症患者，应数法并用，对咽喉部水肿者应中西医结合治疗。

第六节　眼、耳鼻喉科疾病

一、睑腺炎

【概述】

睑腺炎是眼睑皮脂腺体或睑板腺因金黄色葡萄球菌感染而发生的急性化脓性炎症，因局部红肿形如麦粒又名"麦粒肿"，本病有内（发生于睑板腺者）外（发生于睫毛所属皮脂腺者）之分，青少年易患。中医称本病为"针眼""土疳""偷针"等，由风邪外袭，客于胞睑，或过食辛辣炙烤，热毒上攻胞睑，变生疮疖，或患针眼后，余邪未清，热毒蕴伏，常反复发作。若外睑腺炎时，主要表现为睑部不适，逐渐疼痛，睫毛根部出现红肿等；内睑腺炎时，表现为疼痛剧烈，睑结膜呈红色或紫红色等。依局部和全身症状，诊断不难。耳郭视诊可在眼区见到点状红晕，有光泽，或点状白色，边缘红晕，可探测到敏感点。

【治疗方法】

1. 取穴

主穴：眼、肝、屏间前、屏间后。配穴：神门、皮质下、肾、耳尖、胃、肾上腺。（图 10 - 53）

2. 方法

（1）毫针法：主穴皆取，配穴若炎症明显加肾上腺，疼痛较重加神门、皮质下，素体虚弱加肾，脾胃积热加胃。用强刺激手法，留针30分钟。每次一侧耳穴，每日 1 ~ 2 次，两耳交替。

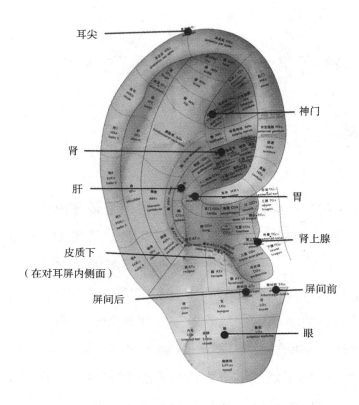

图 10－53　睑腺炎耳穴取穴

（2）耳尖放血法：在耳尖用消毒三棱针点刺并挤压放血 6～10 滴。每次双耳取穴，2～3 天 1 次。

（3）压丸法：取穴同毫针法。在所选穴敏感点贴压固定王不留行籽，每天按压 2～4 次，每次一侧耳穴，每次每穴按压 30 下，3 天后换贴按压另一侧耳穴。

【按语】

耳穴施法，可调眼睑气血、清热解毒、消炎止痛，对睑腺炎疗效佳。

王忠曾用耳针治疗睑腺炎 125 例，痊愈 103 例，总有效率 96.8%。

［耳针，上海科学技术出版社，1984］

许成祖用耳背静脉放血治疗睑腺炎 208 例。痊愈 183 例，占 87.98%。［中国针灸，1987，7（4）：封 4］

二、急性结膜炎

【概述】

急性结膜炎又称急性卡他性结膜炎，俗称"红眼病""暴发火眼"，是因细菌感染、过敏而致的一种常见的传染性眼病，多见于春秋两季，具有流行性。中医称本病为"火眼""红眼""天行赤眼"等，由风热外袭，侵及白睛，或肝胆郁热，内外邪热客聚清窍，白睛受困，脉络受阻，气血不畅而发。主要表现为眼异物感、畏光、流泪、睑结膜充血及有分泌物等。卡他性者，球结膜水肿，分泌物后期为黏脓性，常粘着睫毛使眼睑难开；流行性出血性者，球结膜充血水肿，儿童有假膜形成，分泌物少且为水样。据症状结合流行特点，不难诊断。耳郭视诊可在眼区、屏间前、屏间后穴区见到点状红晕、有光泽，或呈血管怒张、充盈，或呈小疱疹、边缘红晕、有光泽。可测到敏感点。

【治疗方法】

1. 取穴

主穴：耳垂压痛点。配穴：肝、肺、胃、眼、耳尖、屏间前、屏间后。

2. 方法

（1）放血法：取主穴及配穴肝、肺、胃、眼、耳尖穴，在敏感点用无菌注射针头点刺放血，每穴 5~7 滴。每日 1 次，每次一侧耳穴，两耳交替，6 天为一个疗程。

（2）毫针法：取眼、肝、肺、肾上腺、屏间前、屏间后、耳尖穴。在上述穴敏感点进针，行强刺激手法，留针30分钟，中间行针1次。每日2次，每次一侧耳穴，两耳交替，8次为一个疗程。

（3）耳灸法：取穴同毫针法。用卫生香悬灸上述各穴，每穴灸3~5分钟，每次一侧耳穴，每日2次，两耳交替，8次为一个疗程。

【按语】

王新国用针刺耳背浅静脉放血治疗急性结膜炎32例。经1~4次治愈26例（43只眼），治愈率81%。[中医杂志，1962，（4）：4]

严勇报道，用耳背放血治疗传染性结膜炎45例，痊愈44例，大多为1次治愈，总治愈率97.8%。[上海针灸杂志，1988，7（2）：47]

本病由细菌、病毒感染及空气中游离花粉或其他物质所致的变态反应引起，与肺胃积热有关。耳穴可治疗明目清热，消炎止痛，驱疫邪及眼之热毒，火眼则愈。

三、角膜炎

【概述】

角膜炎的病因有内源性（如结核，巩膜、虹膜睫状体等的炎症蔓延波及角膜）、外源性（如外伤、感染），可分为细菌、病毒、真菌、变态反应、营养不良和神经麻痹性角膜炎等。中医称本病为"聚星障""凝脂翳""蟹睛症""风轮赤豆"等，研究之细，根据角膜、虹膜、巩膜受累及出现的不同症状而名之，由风热寒之邪外侵，或外邪入里化热，或肝肾阴虚，或肝胆火炽，上炎于目，或黑睛外伤，风热邪毒乘隙入侵所致。主要表现为疼痛、畏光、流泪、眼睑痉挛、角膜混浊导致视力减退等。据症状和体征不难诊断。耳郭视诊可在眼区见到点状红晕或点状白色，周围红晕。可探测到敏感点。

【治疗方法】

1. 取穴

主穴：眼、肝、屏间前、屏间后。配穴：肾、脾、肺、神门、肾上腺、皮质下、耳尖。

2. 方法

（1）毫针法：主穴皆取，配穴选3~5穴。针刺敏感点，行强刺激手法，留针30分钟，期间行针1次。每次一侧耳穴，每日1次，两耳交替，10天为一个疗程。

（2）放血法：取眼穴和耳尖穴。先按摩耳郭，使之充血，然后用无菌注射针头在耳尖及眼穴区痛点行点刺挤压放血各9滴。每天1次，每次一侧耳穴，两耳交替，7天为一个疗程。

（3）耳灸法：用艾条悬灸两耳尖穴，每天1次，每次每穴15分钟，7天为一个疗程。

【按语】

陈巩荪引述天津南开医院眼科用耳针治疗角膜浸润16例，11例痊愈，平均针刺3.43天；治愈角膜溃疡9例，痊愈4例，显效5例，平均治疗5.67天。［耳针研究，江苏科学技术出版社，1982］

中医学对角膜（按五轮学说称之为风轮）疾病颇有研究，并总结出了相当有效的治疗经验。耳穴针对风热毒邪上攻于目施治，理眼之气血，除脾胃之湿热，滋肾水以涵木，清肝达明目，有较好的临床疗效。

四、青光眼

【概述】

青光眼是一种眼压病理性升高导致视力减退和眼组织损害的致盲性眼病，根据病因可分为原发、继发、先天、混合性四类，据发病时房角的开闭状态，又有闭角和开角型之分。中医称本病为"绿风内障""青风内障"等。绿风内障者，以阴阳偏盛、气机失常诸原因导致气血失和，气滞血瘀，房水淤积而成；青风内障者，多因肝郁气滞，脾湿生痰，或竭思劳神，阴虚火旺诸因素导致气血失和，脉络不利，房水瘀滞而成。急性闭角性主要表现为视力急剧下降，眼压突然升高，眼球坚硬如石，角膜水肿，瞳孔卵圆形散大且带绿色外观，伴有剧烈胀痛、头痛、恶心、呕吐等；慢性闭角性为眼部不适，发作性视朦，瞳孔轻度散大，高眼压（一般 5.33～8.0kPa）等。依表现诊断并不难，但对慢性单纯性、继发性、先天性青光眼，需做专科检查才能诊断。耳郭视诊可在眼、屏角前见到白色点状或小丘疹，急性闭角性者呈现点状红色小丘疹，有光泽。可探测到敏感点。

【治疗方法】

1. 取穴

主穴：眼、屏间前、肝、耳尖。配穴：屏间后、肾、神门、皮质下、交感、内分泌、枕、脾。

2. 方法

（1）毫针加耳尖放血法：主穴皆取，配穴选 4～6 穴。毫针法取一侧耳穴，行强刺激手法，留针 30 分钟，中间行针 1 次，每日 1 次。耳尖放血即选另一侧耳尖穴，行三棱针点刺并挤压出血 5～8 滴，每日 1

次，两耳交替，10 天为一个疗程。

（2）压丸法：主配穴皆取。取一侧耳穴，用王不留行籽贴压固定，行平补平泻手法按摩，每日 1~2 次，每次每穴按压 30 下。隔 2~3 日换贴按压另一侧耳穴，5 次为一个疗程。

（3）埋针法：取穴同压丸法。将揿针刺入所选穴的敏感点并用胶布固定。每次一侧耳穴，隔 2 天换埋另一侧耳穴，两耳交替，5 次为一个疗程。

【按语】

武保发用耳针治疗各种青光眼 23 例 32 只眼。取穴：肝、肾、眼、屏间前、神门、交感、内分泌，以揿针刺入行埋针，结果：①治疗 15 分钟后，有 24 只眼眼压下降，针刺前后 32 只眼的眼压下降平均值有非常显著差异；②治疗 30 分钟后，眼压下降的眼数占 84%，针刺后的平均眼压与针刺前比较有非常显著性差异；③耳针治疗 60 分钟后眼压下降的眼数占 70%，平均眼压下降也有非常显著差异。［全国耳穴诊治研讨会论文，1988］

上述治法对青光眼均有较好疗效，尤以毫针加耳尖放血法疗效更为明显。其机理可能与调整自主神经与血液循环有关。此外，经临床验证耳尖放血可明显改变眼内房水的排出，使眼压降低，症状缓解，并对视力有一定的保护作用。

五、视神经炎

【概述】

视神经炎是一种视力急剧下降甚至失明的眼病，可分为视盘和球后视神经炎。前者常见于全身性传染病，如脑膜炎、结核等，也可继发于眼眶和鼻窦的炎性病灶，后者有急慢性之分，急性多由邻近的炎症引起，或由铅、砷等中毒所致，慢性多由维生素 B 族缺乏、妊娠、烟酒中毒等引起，也有少数与多发性硬化症或家族遗传有关。中医称本病为"暴盲""视瞻昏渺"等，由湿热痰浊内蕴，上犯清窍，或情志不舒，气滞血瘀，或肝肾不足，精血亏耗，或心脾两虚，目失所养而致。主要表现为视力下降，对光反应迟钝等，需行专科检查方可诊断。耳郭视诊可在眼区见到点状白色，或点状白色周围红晕。可探测到敏感点。

【治疗方法】

1. 取穴

主穴：眼、肝、额、皮质下。配穴：浊邪上犯者加脾、耳尖，气滞血瘀加内分泌、肺，肝肾不足加肾，心脾两虚加心、脾。

2. 方法

（1）毫针法：主穴皆取，配穴选加 3～4 穴。每日 1 次，每次一侧耳穴，留针 30 分钟，中间行针 1 次。两耳交替，10 次为一个疗程。

（2）药物注射法：取穴同毫针法。药用当归注射液每穴注入 0.2mL 左右，每日 1 次，每次一侧耳穴。两耳交替，10 次为一个疗程。

（3）压丸法：取穴同毫针法。在敏感点贴压固定王不留行籽。每日 1 次，每次一侧耳穴，每日自行按压 3 次，每次每穴按压 30 下，隔 3 天换贴按压另一侧耳穴，7 次为一个疗程。

【按语】

陈巩苏报道一例 3 岁患儿因结核性脑膜炎导致球后视神经炎，耳针治疗时已失明二个月。耳穴取眼、皮质下、额区。针刺 1 次后出现对光反射，有光感，针刺 2 次后可见手动，5 次后视力基本恢复，连

针 3 周未见异常。[耳针研究，江苏科学技术出版社，1982]

本组耳穴施法，可在调整高级神经中枢功能的同时，调整眼及其周围的气血，促进视神经康复。临床发现此疗法对急性球后视神经炎疗效较好，对慢性尤以乙醇等中毒导致所产生的弱视效果较差。

六、色盲

【概述】

色盲指视物时色弱（辨色力不足）或缺乏甚至完全没有辨色能力的色觉障碍，本病与视网膜锥细胞功能有关，并有先天性和后天性之分。中医称之为"视物易色症"，多因禀赋不足，湿热痰浊内蕴，上犯清窍而致，以禀赋先天疾病者为多。主要表现为色觉障碍，辨色力异常。彩色线团挑选法和色盲检查表可辅助诊断。耳郭视诊无意义。

【治疗方法】

1. 取穴

眼、屏间前、屏间后、肝、肾、皮质下。

2. 方法

（1）毫针法：在所选敏感点进针，行平补平泻手法，留针 40 分钟，中间行针 1 次。每日 1 次，每次一侧耳穴，两耳交替，10 次为一个疗程。

（2）压丸法：取穴同毫针法，用王不留行籽贴压固定，每日以轻揉按摩手法按压 3 次，每次一侧耳穴，每穴按压 30 下，3 天后换贴按压另一侧耳穴，10 次为一个疗程。

（3）磁疗法：取穴同毫针法，其中眼、屏间前、屏间后三穴可在耳前后各贴 1 粒磁珠，余穴在耳前贴 1 粒并用医用胶带固定。每次一侧耳穴，隔日换贴另一侧耳穴，10 次为一个疗程。

【按语】

管遵信用耳针治疗 3 例色盲，其中 1 例痊愈，辨色完全恢复正常，2 例有效。取穴眼、屏间前、屏间后、肝、肾、皮质下，找痛点进针。［中国耳针学，上海科学技术出版社，1995］

日本小林良英用耳针治疗色盲 1 例。取穴屏间前、屏间后、眼、肝区良导点，针刺，隔日 1 次，经电针治疗。20 次后，完全治愈。［医道日本，1976，（11）：34］

色盲以视网膜锥细胞缺少某种感光色素而形成，多为先天色觉障碍。眼、屏间前、屏间后三穴为相应部位取穴，可调眼部气血；肝肾两穴可调补肝肾之不足。因本病多为先天禀赋不足，故该组耳穴内补肝肾，外调眼部气血，以达恢复色觉之目的。对辨证属湿热痰浊上犯清窍者，可结合辨证取穴予以施治。

七、近视

【概述】

近视是眼的屈光不正，表现为近视力正常，远视力差。近视有真性和假性之分，因眼轴过长使平行光线进入眼球后焦点落在视网膜之前者为真性近视，由于长期看近物或看近物的距离过近，使睫状肌过度调节而痉挛会出现假性近视，好发于青少年。假性近视如果长期调节痉挛，使晶体凸度永久性增加，眼轴变长，可转变为真性近视。散瞳后检查如不再近视即为假性，否则即为真性。中医称此病为"能近怯远症"。耳郭诊断可在眼、屏间前后区等处看到点状白色、不规则隆起、皱褶、凹陷等，或探测到敏感点、压痛点。

【治疗方法】

1. 取穴

主穴：眼、屏间前、屏间后、肝、肾。配穴：皮质下、耳背肝、耳背肾。

2. 方法

（1）压丸法：用王不留行籽贴压于各主穴和敏感点，轻揉按摩。每次贴一侧耳穴，两耳交替，每3天贴压1次，10次为一个疗程，休息7天后继续下一个疗程。

（2）磁疗法：取主穴或敏感点，用0.05T左右磁场强度的磁珠贴于耳穴上，每次贴一侧耳穴，两耳交替，每周换1次，4次为一个疗程。

（3）埋针法：取穴同压丸法，将揿针消毒后刺入耳穴，医用胶带固定。每次一侧耳穴，2～4天后左右耳交换埋针，10次为一个疗程。

（4）放血法：耳尖、眼、肾、肝、屏间前、屏间后等。在耳尖放血3～5滴，双耳取穴，每周2次。余穴用压丸法，双耳或两耳交替，每周2次。

【按语】

管遵信曾用压丸法治疗近视268例，530只眼，痊愈率5.66%，总有效率85.74%。［中国耳针学，上海科学技术出版社，1995］

王瑞芝曾用耳穴埋针法治疗近视207例404只眼，治愈率9.7%，总有效率91.58%。［中国针灸，1985，5（2）：8］

李兰舫等报道，用耳穴埋针法治疗青少年近视439例878只眼。治愈率17%，总有效率88.2%。观察认为，病程愈短，效果愈好。［中国针灸，1987，7（6）：24］

薛定明报道，用放血法配合其他疗法治疗近视能明显提高疗效，

假性近视的总有效率可达 95% 以上。［中国耳穴刺血疗法，中医古籍出版社，1994］

笔者曾对一小学的 68 名少年近视患者用耳穴压丸法观察，经 2~3 个疗程的治疗，显效 18 例，占 26.47%，有效 36 例，占 52.94%，总有效率为 79.41%。一年后随访，有近一半者不能巩固疗效。

耳针对假性近视确有疗效，但仍须研究如何巩固疗效，对真性近视的疗效有待进一步研究提高。

八、颞下颌关节功能紊乱症

【概述】

颞下颌关节功能紊乱症是指颞颌关节区疼痛、酸胀、乏力、弹响、张口受限等一系列症状的综合征，病情较长，常反复发作，好发于 20~30 岁人群。中医称本病为"颊车骱痛"等，因肾精亏损无以上濡，脾失健运，口腔肌肉失于滋养，致开闭口出现绞锁或关节周围肌群疼痛，关节在运动时发生杂音或弹响。主要表现为开口、咀嚼、闭口运动时出现异常，关节周围肌群疼痛、关节盘移位或脱出等。据症状和体征结合 X 线摄片可诊断。耳郭视诊可在颌区见到白色点状隆起。可探测到敏感点。

【治疗方法】

1. 取穴

主穴：面颊、口、颌、神门、肾。配穴：脾、胃、大肠、交感、皮质下、三焦。

2. 方法

（1）压丸法：主取皆取，配穴选加 3~4 穴。用王不留行籽贴压并固定，行轻揉手法按压，每日 3 次，每次每穴按压 30 下。每日一侧耳穴，隔 2~3 天换贴按压另一侧耳穴，两耳交替，5 次为一个疗程。

（2）磁疗法：取穴同压丸法。在所选穴敏感点各贴固定一粒磁珠。用轻揉法按压，每日 3 次，每次一侧耳穴，隔日换贴按压另一侧耳穴，5 次为一个疗程。

（3）药物注射法：取穴同压丸法。药用复方当归注射液，每穴注入 0.1mL，以局部皮下凸起小丘疹为度。每次一侧耳穴，两耳交替，隔日 1 次，5 次为一个疗程。

【按语】

许瑞征报道，用耳穴毫针法治疗本病 9 例。显效 5 例，有效 4 例。后用激光刺激耳穴，配合局部关节痛点照射，疗效更为满意。曾治 1 例本病患者，用 He - Ne 激光束照射左耳耳垂（光斑 30mm，功率 20mW）5 分钟后，齿距立即增大，局部胀痛减轻。照射 2 次后，疼痛全部消失，功能恢复正常。[耳针研究，江苏科学技术出版社，1982]

颞颌关节功能紊乱症多与不良的咀嚼习惯、夜间磨牙等因素有关，临床可在重视病因治疗的同时，以本组耳穴调肝补肾，镇静止痛，调整高级神经中枢和自主神经功能的作用，使颞颌关节及相关神经功能得到调节。

九、慢性咽炎

【概述】

慢性咽炎为咽部黏膜、黏膜下及淋巴组织的弥漫性炎症，多发于成年人，症状顽固，病因复杂，不易治愈。中医称本病为"虚火喉痹""帘珠喉痹""阴虚喉痹"等，由邪热伤阴，肺肾阴亏，虚火内生，上灼咽窍，或肺肾阴虚，虚火久灼，咽窍失养而成。慢性咽炎与职业、环境、生活习惯有关，如长期受化学气体、粉尘等刺激，嗜食辛辣等，过量用烟酒也是诱因之一。主要分为单纯性（易恶心，黏膜弥漫性充血，色暗红等）、肥厚性（黏膜增厚，两咽侧索亦有充血肥厚等）、萎缩性（黏膜干燥、变薄，咽喉感觉和反射减退等）。检查咽部即可分类型诊断。耳郭视诊可在咽喉区见到白色点状或不规则片状，无光泽。可探测到敏感点。

【治疗方法】

1. 取穴

主穴：咽喉、肺、肾、内分泌。配穴：交感、神门、心、皮质下、肾上腺、枕、口、颈、缘中、对屏尖。（图10-54）

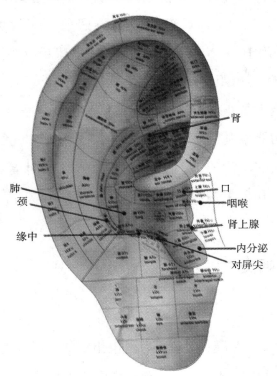

图10-54　慢性咽炎耳穴部分取穴

2. 方法

（1）压丸法：主穴皆取，选加配穴 3~4 穴。用补法，隔日治疗 1 次，每次一侧耳穴，两耳交替，10 次为一个疗程。嘱患者每日自行按压耳穴 3 次，每次每穴按压 30 下。

（2）磁疗法：取穴和手法同压丸法。将磁珠贴压在耳穴敏感点处，每次一侧耳穴，隔 2 日换贴按压另一侧耳穴，10 次为一个疗程。

（3）激光照射法：用 20~25mW 的 He-Ne 激光器，光点 5mm，照射耳甲腔，每侧耳穴照射 5 分钟，每日照射 1 次，10 次为一个疗程。

【按语】

丁强报道，用耳压治疗慢性咽炎 275 例，用麝香止痛膏贴王不留行籽于穴位上。结果：痊愈 214 例，占 77.8%；显效 54 例，占 19.7%；总有效率 97.5%。[中国针灸，1989，9（5）：11]

本病多为肺肾亏虚、虚火上炎所致。本组耳穴治疗可培补肺肾、滋阴降火、抗炎、止痛，对促进咽炎的治愈有着积极的作用。

十、耳鸣

【概述】

耳鸣是指患者主观感到耳内或头部有一种声音感受，而外界并无相应的声源存在，为多种耳科疾病的症状之一，并有主观和客观之分，多发于成人。中医称本病为"耳鸣""耳若鸣""啸"等，由暴怒伤肝、肝火上逆，脾胃受伤、聚湿为痰，肝肾阴虚、水不涵木，心肾不交及心血亏损所致。主要表现为持续或间断发生，声响性质多样，如自觉听到铃、蝉、哨、汽笛、海涛声等主观性耳鸣，或鸣声旁人也能听到，如咽鼓管异常开放、血管病变等致的客观性耳鸣。参考主观症状，不难诊断，但应与颅鸣、头鸣、幻听相鉴别。耳郭视诊可在内耳穴见到点状白色。可探测到敏感点。

【治疗方法】

1. 取穴

主穴：内耳、肾、肝、皮质下、外耳。配穴：肝火上逆，上扰清窍加胰胆、耳尖、肾上腺；脾胃受伤，痰火上扰加脾、胃、三焦；肝肾阴虚，虚火上炎加肾、肾上腺；心肾不交加心、肾、内分泌；心血亏损加心、脾、肺、胃、内生殖器。

2. 方法

（1）压丸法：主穴皆取，配穴选加。用王不留行籽或其他大小合适的小丸粘于胶布上贴压于耳穴处，并通过一定手法按压。实证用泻法，虚证用补法，隔2日换压另一侧耳穴，10次为一个疗程。

（2）磁疗法：取穴同压丸法。在敏感点贴压磁珠，每次一侧耳穴，隔2日换贴按压另一侧耳穴，10次为一个疗程。

（3）埋针法：取穴及手法同压丸法。在穴敏感埋入揿针，每隔2~3天换埋另一侧耳穴，10次为一个疗程。

【按语】

管遵信用耳穴法治疗耳鸣32例，痊愈12例，占37.8%；显效9例，占28.1%；有效7例，占21.9%；无效4例，占12.5%。［中国耳针学，上海科学技术出版社，1995］

耳鸣原因复杂，依辨证组耳穴施法，可疏肝理气、清泄肝胆之火，或健脾益胃、豁痰除湿，或调补心肾、补髓益脑，以疏通患部的经络和气血，在调整高级神经中枢功能的同时，使机体应激能力得到提高。

十一、耳聋

【概述】

耳聋是各种听力减退症状的总称，为听觉系统病变所致，有轻、中、重度和全聋四级之分，又以性质分传音、感音、混合性三类。中医称本病为"风聋""劳聋""久聋"等，可分虚实两类，因情志不遂、肝火上逆，或肾精不足、清窍失养，或气血亏虚、经脉空虚，或肝阳上亢、或心肾不交，或气滞血瘀等所致。主要表现为轻度聋（远距离听话困难，钝音听阈在 10～30dB），中度聋（近距离听话有困难，听阈可达 60dB），重度聋（完全听不到谈话声，可听见大声呼喊，听阈超过 60dB），全聋（听不到大声呼喊声，听阈超过 90dB），具体分型及诊断需专科进一步检查。耳郭视诊可在内耳穴点见到点状白色，无光泽。可探测到敏感点。

【治疗方法】

1. 取穴

主穴：内耳、外耳、肾、肝。配穴：枕、交感、皮质下、肾上腺，失眠多梦加神门、心，口苦胸闷加胰胆、耳尖放血，头晕目眩、食欲不振加脾、胃，心肾不交加心、内分泌，气滞血瘀加角窝中、心、三焦。

2. 方法

（1）毫针法：虚证用补法，实证用泻法。主穴皆取，配穴选 2～3 穴，再依证加穴。每日治疗 1 次，留针 60 分钟，每次一侧耳穴，两耳交替，10 次为一个疗程。

（2）埋针法：取穴同毫针法。在敏感点刺入揿针，胶布固定，虚证用轻压补法，实证用重压泻法，每次埋一侧耳穴，每日按压 3 次，每次按压 5 分钟。两耳交替，隔 3 天换埋另一侧耳穴，7 次为一个疗程。

（3）药物注射法：取穴同毫针法。药用维生素 B_{12} 加维生素 B_1 注射液各一半溶解后，每穴皮下注入 0.1mL，每次注射一侧耳穴，隔日注射 1 次，两耳交替，10 次为一个疗程。

【按语】

张凤玲报道，用耳针、头针、体针结合治疗聋哑 56 例，其中先天性 9 例，后天性 49 例。结果：治愈 12 例（21.4%），显效 23 例（41.1%）。[中国针灸，1989，9（2）：21]

耳聋一症，其致病原因复杂，多为耳内听神经末梢损害。选耳穴行局部加整体施治，可在有效改善耳微循环、促进营养代谢的基础上，使自主神经和高级神经中枢功能得到调整，从而达到听力的提高。

第七节　妇产科疾病

一、月经周期紊乱

【概述】

月经不调是妇科的常见病，主要表现为月经的周期、经期长短异常，流血量的异常或伴发某些异常症状等，本篇仅以月经周期异常为例，如先期、后期、先后无定期等，即称为月经周期紊乱。中医认为月经先期是由气虚或血热，冲任不固，血海不宁而致。月经后期若虚者，因营血亏损，或阳气虚衰，以致血源不足；若实者，因气滞血瘀，冲任受阻，或寒凝血瘀，冲任不畅致经期延后。月经先后无定期为气血失调，肝气郁滞，肾气虚衰所致。先期主要表现为提前 7～10 天一行，后期表现为延后 7～50 日一至，先后无定期表现为经期提前或延后 7 天以上者。据临床表现易诊断。耳郭视诊可在内生殖器穴区看到改变，先期因血热、气虚者见到点片状鲜色红晕、暗色红晕，后期虚证、实证者见到点状苍白有脱屑、暗红色、有脱屑。可探测到敏感点。

【治疗方法】

1. 取穴

主穴：内生殖器、内分泌、肾、肝、脾。配穴：缘中，月经先期加耳尖、肾上腺，后期加耳中、三焦，不定期加交感、耳中。

2. 方法

（1）毫针法：主穴皆取，配穴选 2～3 穴。在穴区敏感点进针，留针 30 分钟，中间行针 1 次，虚证行补法，实证行泻法。可在经期前 10 天开始治疗，每天 1 次，每次一侧耳穴，两耳交替，治疗至月经来潮。

（2）压丸法：取穴及手法同毫针法。在穴区敏感点贴压王不留行籽，每次一侧耳穴，3 日换贴按压另一侧耳穴，于经前 10 天开始治疗，至月经来潮。

（3）埋针法：取穴及手法同毫针法。在所选穴区敏感点埋入揿针并胶布固定，每次一侧耳穴，3 日换埋另一侧耳穴，于经前 10 天开始治疗，至月经来潮。

【按语】

赖恒用耳穴压丸法治疗月经不调 30 例，痊愈 18 例，好转 11 例，无效 1 例，总有效率为 96.7%。[中国针灸，1986，6（5）：27]

所组耳穴可疏肝解郁、清热凉血，补脾生血、补肾气、调冲任，使内分泌及脑垂体前叶及卵巢功能得到调节，月经周期紊乱达调。

二、闭经

【概述】

闭经是许多妇科疾病所常见的一种症状，而不是疾病的名称。凡女子年龄超过 18 周岁，仍不见月经来潮，或已形成月经周期，但又连续中断 3 个月以上者，称为闭经，前者为原发性闭经，后者为继发性闭经。妊娠、哺乳期或少女初潮后一段时间有停经现象等，均属生理现象，不作闭经论，因先天性生殖器官发育异常导致的无月经不属本篇论述范围。中医称本病为"女子不月""月事不来"，可分为虚实两证。虚者，因肝肾不足，精血未充，冲任亏损，血海空虚，无血可下；实者，由气滞血瘀，痰湿阻滞，冲任不通而致闭经，可据症状等分为肝肾不足、气血虚弱、阴虚血燥、气滞血瘀、痰湿阻滞五种。询问病史，做有关检查可助诊断。耳郭视诊在内生殖器及内分泌穴区见到异常，虚证可见点状白色，实证可见暗红色丘疹。可探测到敏感点。

【治疗方法】

1. 取穴

主穴：内生殖器、内分泌、缘中、肾、皮质下。配穴：肝肾不足加肝、心，气血虚弱加心、脾，阴虚血燥加交感、肝，气滞血瘀加肝、脾、心，痰湿阻滞加脾、三焦。

2. 方法

（1）毫针法：主穴皆取，配穴据证选 2~3 穴。在所选穴敏感点进针，虚证用补法，实证用泻法，留针 40 分钟，中间行针 1 次。每日 1 次，每次一侧耳穴，两耳交替，10 次为一个疗程，疗程间休息 7 天。

（2）压丸法：取穴与手法同毫针法。在敏感点贴压王不留行籽并固定，每次一侧耳穴，两耳交替，3 天换贴 1 次，5 次为一个疗程，治疗至月经来潮。

（3）埋针法：取穴与手法同毫针法。在敏感点刺入圆形揿针，用胶布固定，每次一侧耳穴，两耳交替，3 天换埋另一侧耳穴，5 次为一个疗程，针至月经来潮。

【按语】

朱丹报道，解放军总医院曾用耳针治疗继发性闭经 6 例（曾用各种药物治疗无效）。2 个疗程后皆获良效。［实用耳穴诊治法，重庆大学出版社，1995］

本病与内分泌、神经、精神因素相关。以耳穴内生殖器、内分泌等主穴并依症加配穴施法，可调胞宫，理气血，补肾养肝，化瘀通经，临床体会对继发性闭经疗效较好。

三、痛经

【概述】

凡妇女在行经前后或正值行经时，小腹及腰部疼痛甚至难以忍受，以致影响工作和日常生活并需治疗者，称为痛经，可分为原发性（生殖器官无器质性病变）和继发性（生殖器官的器质性病变所致）痛经。中医亦称为"痛经""行经腹痛"或"月水来腹痛"等，认为发病有情志所伤、起居不慎或六淫为害等不同病因，与体质和经期、经前后特殊的生理变化有关，诸因素致气血运行不畅而发病。原发者常发于月经初潮后不久的未婚或未孕年轻妇女，一般于月经来潮前数小时至 2~3 天出现腹部和腰骶部绞痛等症。继发性者应有原发性疾病病史及体征，多发于已婚妇女。临床根据疼痛时间、性质、部位及月经色、质、量和全身兼症进行辨证，分为气滞血瘀、寒凝胞中、湿热下注、气血虚弱、肝肾虚损五种证候。疼痛与月经来潮的时间相符，且症状在无炎症或类似病情时反复发生，可助诊断，必要时可行妇科检查。耳郭视诊可在内生殖器、三角中见点状或小片状红晕或充血。可探测到敏感点。

【治疗方法】

1. 取穴

主穴：内生殖器、内分泌、神门、艇角。配穴：交感、肝、肾、皮质下、三焦、心。

2. 方法

（1）毫针法：主穴皆取，配穴据症状选 3～4 穴。在敏感点进针，留针 40 分钟，中间行针 1 次，实证（气滞血瘀、寒凝胞中、湿热下注）用泻法，虚证（气血虚弱、肝肾虚损）用补法。每天 1 次，每次一侧耳穴，两耳交替，从经前 1 周开始治疗，至月经干净。

（2）压丸法：取穴、补泻手法及治疗时机同毫针法。在穴敏感点贴压王不留行籽并固定，每日按压 3 次，每次每穴按压 30 下。每日一侧耳穴，两耳交替，隔 3 日换贴另一侧耳穴。

（3）埋针法：取穴、手法及治疗时机同毫针法。在敏感点埋入揿针，并胶布固定，嘱患者每天自行按压埋针 3 次，3 天换埋 1 次，每次一侧耳穴，两耳交替。

【按语】

王德峰报道，用耳穴压丸治痛经 50 例。结果治愈 35 例（3 个月内无反复），占 70%；显效 10 例（痛基本消失或有轻微反复），占 20%；进步 5 例，占 10%。[实用中西医结合杂志，1991，4（11）：689]

林赛蓉报道用乙醇灌耳道刺激法治痛经 101 例，或灌一耳，或灌两耳。疼痛皆在 20 秒~1 分钟内消失，仅有 2 例痛仅减轻不消失。疼痛越剧烈，奏效越迅速。[浙江中医学院学报，1990，14（3）：6]

痛经病因很多，可在明确诊断行病因治疗的同时，以耳穴法调理气血，行血化瘀，补肾调冲任，行气血而止痛，其机理是通过调整内分泌、调节大脑皮层及自主神经功能而达到止痛的效果。

四、胎位不正

【概述】

胎位不正是指妊娠 30 周后，胎儿在子宫体内的位置不正。产妇本身多无自觉症状，经产科检查发现。正常胎位是枕前位，其余如横位、臀位、面先露、额先露等均为异常胎位，异常胎位为引起难产的重要因素之一。中医称本病为"难产""横产""逆产"等，与肝气郁结、脾失健运、气血虚弱、气滞血瘀等有关，体虚气弱和气机不畅是其主要病因病机。临床往往无明显自觉症状，产科检查方能确诊。耳郭视诊无意义。可探测到敏感点。

【治疗方法】

1. 取穴

主穴：内生殖器。配穴：皮质下、肝、脾。

2. 方法

（1）压丸法：主配穴皆取。在所选穴区敏感点贴压王不留行籽并固定，每天一侧耳穴按压 3 次，每次每穴按压 30 下，用补法，3 天换贴按压另一侧耳穴。按压时取仰卧位，放松裤带，治疗至胎位转正。

（2）埋针法：取穴同压丸法。在所选穴敏感点埋入揿针，并用医用胶带固定。用补法按压，每日 3 次，每次每穴按压 15 下。每天一侧耳穴，3 天换埋另一侧耳穴。按压时取仰卧位，放松裤带，治疗至胎位转正。

【按语】

侯西蓝曾用耳压法矫正胎位异常 80 例，成功者 63 例，占 79%。[陕西中医，1988，9（5）：206]

秦广凤报道用耳压法矫正胎位不正 413 例。成功者 344 例。大多在治疗 1～2 个疗程矫正成功。[中医杂志，1989，30（6）：30]

胎位不正易导致难产，耳穴治疗通过疏肝、健脾、补气血、导瘀滞而矫正胎位。其作用机制应是通过调孕妇大脑皮层的兴奋与抑制，使子宫内环境发生变化而达胎位矫正的效果。

五、产后乳汁不足

【概述】

产后乳汁分泌少，不能满足婴儿需要者为乳汁不足。乳汁的分泌量少与产妇乳房发育不良、营养不良、自主神经功能紊乱，婴儿吸吮不定等因素有关。中医认为因身体虚弱，气血生化之源不足，或肝郁气滞，乳汁运行受阻所致。经辨证有虚实之分，虚者症见产后乳汁少，乳汁清稀，乳房柔软，无胀感，面色少华，神疲食少，舌淡少苔，脉虚细；实者症见产后乳汁少，乳房胀满而痛，胸肋胀闷，情志不畅，食欲减退，便结，小便短赤，舌质正常，苔薄黄，脉弦细或数。

【治疗方法】

1. 取穴

主穴：胸、内分泌。配穴：气血虚者加心、脾、胃、肾，肝郁气滞者加肝、神门、交感。

2. 方法

（1）毫针法：主穴皆取，配穴据证选加。在所选穴敏感点刺入毫针，留针30分钟，中间行针1次。气虚者用补法，肝郁气滞之实证用泻法。每日1次，每次一侧耳穴，两耳交替，至乳汁分泌够婴儿吃，再针2次，以巩固疗效。

（2）压丸法：取穴同毫针法。在所选穴敏感点贴压王不留行籽，虚证用轻按补法，实证用重按泻法。每天一侧耳穴，按压3次，每次每穴按压30下，两耳交替。隔3天换贴按压另一侧耳穴，至乳汁分泌够婴儿吃，再贴压1次，以固疗效。

【按语】

解广智用耳针治疗缺乳症265例，结果：乳汁分泌旺盛，满足婴儿食用者226例，占89%；乳汁增多还不够食用者23例，占9%；乳汁不增多者6例，占2%；总有效率98%。［吉林中医药，1987，（3）：14］

针对产后乳汁不足主选胸、内分泌穴以调节乳汁及催乳素的分泌，并在辨证虚实后加穴施治，可健脾益肾，补气养血，疏肝理气，使壅滞得通，则乳汁自行。